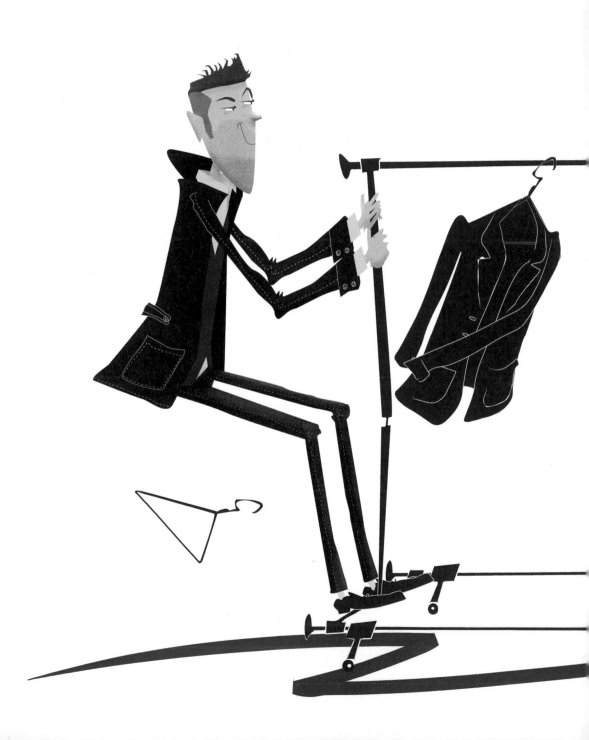

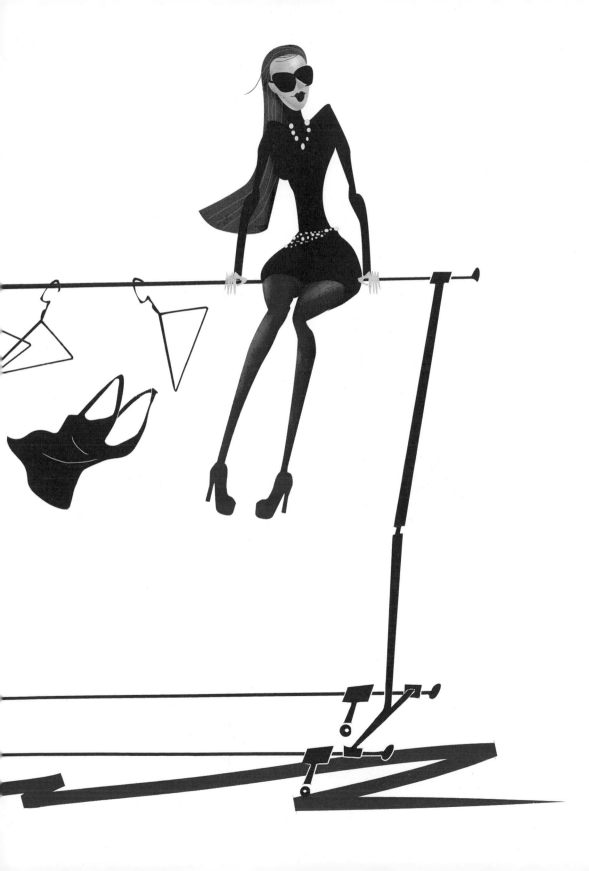

EL

poder

DE LA

ropa

LUCY LARA & ANTONIO GONZÁLEZ DE COSÍO

EL *poder* DE LA *ropa*

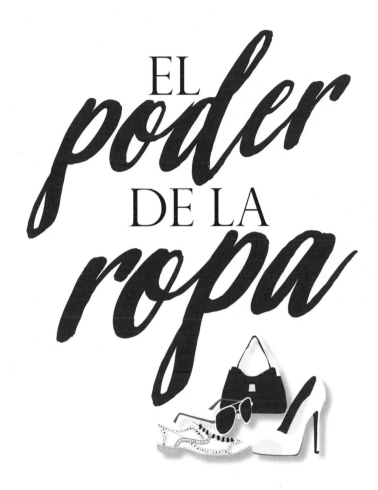

OCEANO

EL PODER DE LA ROPA

© 2012, 2021, Lucy Lara y Antonio González de Cosío

Diseño de interiores, portada e ilustraciones: Bogart Tirado Arce
Fotografía de Lucy Lara: Verónica Paredes
Fotografía de Antonio González de Cosío: Elena Soriano

D.R. © 2021, Editorial Océano de México, S.A. de C.V.
Guillermo Barroso 17-5, Col. Industrial Las Armas
Tlalnepantla de Baz, 54080, Estado de México
info@oceano.com.mx

Segunda edición: 2021

ISBN: 978-607-557-435-6
Depósito legal: B 16165-2021

Hecho en México / Impreso en España
Made in Mexico / Printed in Spain

9005557011021

A mi hijo Francisco, quien me ha enseñado el verdadero significado de amar.

Lucy

A Marc, por su amor sin límite ni medida…

Antonio

ÍNDICE

PRÓLOGO A LA NUEVA EDICIÓN

Fascinación es quizá la palabra que mejor describe la sensación que me tomó por sorpresa al releer este libro, años después de su primera edición. Y es que los dos grandes periodistas de moda y queridos amigos que son Lucy y Antonio plasman en cada capítulo sus experiencias, conocimientos, personalidades, vivencias y, por supuesto, sus estilos únicos e irrepetibles. Durante la lectura, ellos hacen que el recorrido por cada línea sea asombroso, porque si bien todos los seres humanos —al menos en su mayoría— nos vestimos para cubrir y adornar nuestros cuerpos, hay quienes lo hacen con más o menos conciencia y con más o menos estilo.

Las frases y tips expresados en los diferentes capítulos son, sin duda, un cúmulo de ideas para que la ropa, y el vestir en general, se convierta en nuestro aliado, confidente, y, ¿por qué no?, cómplice para lograr brillar por todo lo alto. Pero entiéndase que esa refulgente sensación debe primero satisfacer*nos*, enriquecer*nos* y empoderar*nos* a cada uno. Sin importar cuál sea nuestra profesión, es innegable que, como se dice constantemente en la lectura, la ropa es una herramienta externa y complementaria a cada ser humano y, al mismo tiempo, inherente a todas las culturas.

Desde el inicio de la humanidad, la indumentaria ha desempeñado papeles diversos: para protegerse de las inclemencias del tiempo se usaron pieles, para ganar batallas se crearon armaduras, para mostrar poderío se emplearon terciopelos, armiños y perlas, siempre en la búsqueda de construir un estilo propio y marcar los logros. Hoy, sin embargo, los campos de batalla son digitales y nos mostramos cada uno en el personaje que somos y, en ciertos casos, en el que nos gustaría convertirnos, ensayando y, según nuestra edad y presupuesto, probando estilos.

Actualmente ese atuendo seleccionado, ya sea alquilado, comprado, prestado, nuevo o de segunda mano, debe acariciarnos el alma y el cuerpo, adornándolo con la más alta calidad, pero también siempre repleto de imaginación y una libertad que se antoja —más que nunca— como

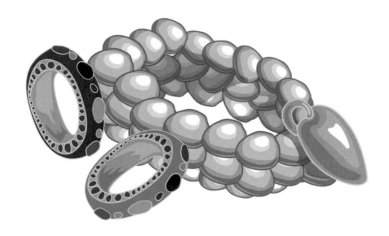

ensayar el estilo que nos haga sonreír. El poder que la ropa otorga es un reflejo y un marco de quienes somos y de la huella que deseamos dejar en nuestro paso por la vida: siendo fieles a nosotros mismos, divirtiéndonos en el camino, probando un poco de todo lo que nos sea posible, disfrutando cada cambio hasta encontrar con paciencia, certeza y conciencia lo que nos dé ese poder que se desprende de una bella obra de arte mezclada con honestidad y gusto personalísimo. Hallar, en fin, el atuendo que logre reflejar y complementar nuestro *yo*.

Como lo indican Lucy y Antonio en los dos últimos capítulos de esta nueva edición del libro, en la moda nada está escrito en piedra; se va creando y evolucionando ante nuestros ojos mientras sucede. Como nunca antes, hoy nos convertimos en cocreadores de estilo. La responsabilidad de una imagen se comparte entre quien diseña una prenda y quien la combina y porta. Esta obra es, sin duda, un referente que permitirá que cada uno de los lectores eleve, al nivel que decida, el poder que le otorgue ese maravilloso mundo llamado *la ropa*.

Daniel Espinosa
Diseñador de joyas

UNA PAREJA MUY *FASHION*…

y muy dispareja

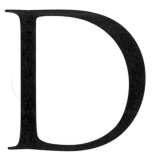os personalidades totalmente opuestas. Una, Lucy Lara, clásica y elegante desde sus primeros pasos y a través de su vida personal y profesional; la otra, Antonio González de Cosío, un transgresor y explorador incansable de las tendencias en el vestir que encontró su propio estilo.

¿Qué se puede esperar de los consejos de estos personajes tan importantes –fundamentales, diría yo– en la historia reciente de la moda en México y cuyo legado está ya en las principales publicaciones especializadas del país? ¿Qué esperar de dos fanáticos de la moda tan diferentes entre sí?

Pues este divertido, chispeante libro. Un libro útil para cualquier ser normal que no haya sido "bendecido" con el privilegio de trabajar en el ámbito de la moda y aun para los que se dicen especialistas en el tema.

En este ágil texto, Lara y González de Cosío, dos *fashionistas* rendidos –a los que he tenido la fortuna de conocer y a quienes considero mis amigos y hermanos–, examinan sin juzgar los pasos que hay que dar para, como ellos mismos dicen, "saber estar en la vida".

Ambos expertos equilibran de manera sutil dos extremos: lo clásico con lo arriesgado, lo tranquilo con lo iconoclasta. El resultado es una guía oportuna y amplia para cualquier mortal que quiera simplemente vestirse bien, es decir, sentirse cómodo con su piel y su personalidad.

Cosa nada fácil, por cierto, como se explica en estas páginas.

Porque si bien es verdad que la moda ofrece opciones y cada persona, según su matriz social, forma de vida, posibilidades económicas, etcétera, selecciona lo que mejor le queda para arroparse día a día, la verdad es que, en mi experiencia, hacen faltan guías claras para ayudarse en este intrincado camino, el cual tiene mucho que ver, en lo profundo, con el "qué somos y hacia dónde vamos".

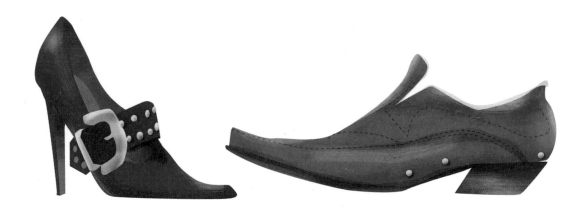

Nos vestimos para algo y para alguien, eso es un hecho. Y los autores, aquí, de forma accesible pero muy informada, nos brindan sus secretos y las claves para acercarnos a la ropa de manera diferente, para llegar no sólo a ser considerados como bien vestidos, sino al placentero momento de gozar con cada prenda que usemos cada día.

Además, el libro se enriquece con entrevistas a grandes figuras de talla internacional, quienes se rinden ante la curiosidad necia de estos dos autores, que logran sacar los secretos más valiosos a figuras de primer nivel. Así, nos encontramos escuchando lo que tienen que decirnos divas como Carolina Herrera o Karl Lagerfeld.

Ellos lo han logrado porque, a lo largo de los años, han podido viajar y vivir en primera persona todo el mundo mágico que puede generar un abrigo y una falda, y ya no digamos un magnífico vestido de alta costura. Ellos han asimilado bajo su piel todos estos conocimientos y hoy los publican.

He visto llorar a Antonio en un desfile de Chanel y he visto cómo Lucy ha construido su impecable imagen de mujer elegante, donde nada sobra ni falta. Ambos personajes son ejemplos claros de este saber estar en el mundo.

Considero motivo de celebración que este par haya decidido compartir sus secretos con nosotros para, finalmente, lograr algo en apariencia sencillo: vestirnos bien.

No me resta más que agradecer la oportunidad de presentar este autorizado volumen, el cual aborda de manera profesional un tema que, por lo general, es tratado en México de manera poco seria e improvisada.

Fernando Toledo
Experto en moda

LUCY LARA

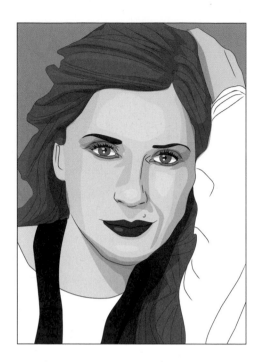

Cursó la carrera de Comunicación en la Universidad Iberoamericana y estudió Diseño de Moda y Diseño de Aparadores en The Fashion Institute of Design and Merchandising en Los Ángeles, California. Lara ejerció su carrera de diseñadora de moda al hacerse cargo de varias colecciones de ropa de venta en Liverpool y El Palacio de Hierro. En Los Ángeles diseñó la línea de camisetas Kini y trabajó como encargada de Control de Calidad para Liz Claiborne en su producción de camisetas en México. Su primer trabajo en el área editorial lo realizó en *Vogue*, primero como columnista y después como editora de moda. Ha sido columnista del periódico *Reforma* y directora editorial de revistas como *Elle, Infashion, Marie Claire, Glamour* y *Harper's Bazaar*. Laboró en Nueva York durante ocho años, donde fue nombrada *Outstanding Latin Woman* por el periódico *El Diario La Prensa*, debido a su trabajo en *People en Español*. En 2007 fue considerada por el diario *Reforma* como una de las 10 personas más influyentes en la moda mexicana. En 2009 se graduó con mérito en el FIPP Magazine Certificate en Londres, Inglaterra. Actualmente es consultora e imparte conferencias sobre moda, belleza y empoderamiento. En Océano ha publicado también *El poder de tu belleza*.

Antonio González de Cosío

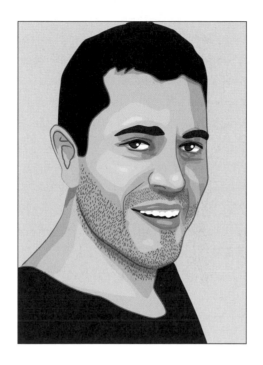

Es egresado de la carrera de Letras Hispánicas de la UNAM. Se inició como redactor de moda en el periódico *Novedades*, labor que lo hizo merecedor al premio OMNI como Mejor Cronista de Moda de 1995. Fue corresponsal para la revista *Elle*; editor de moda de las revistas *Veintitantos*, *Max*, *Marie Claire* y *Vogue*; director de moda de *Infashion* y colaborador de *Harper's Bazaar*. Trabajó como comentarista de moda en los programas televisivos *Hacer y deshacer* de Televisa y *Caiga quien caiga* de TV Azteca. Ha combinado su labor periodística con la de relaciones públicas, trabajando para firmas como Hugo Boss, M·A·C Cosmetics y Gucci. Desde hace más de 10 años, Antonio realiza la cobertura de los desfiles de *Prêt-à-porter* en París, lo cual le ha dado una visión global de la industria de la moda. Fue elegido por la revista *GQ* como uno de los 10 hombres mejor vestidos en 2007. Fue juez y director artístico de *Mexico's Next Top Model*; actualmente vive en Suiza, donde es consultor de moda. Es autor de *El libro del estilo*, *El arte del shopping* y *Bloggerf*cker*, publicados por Océano.

INTRODUCCIÓN

La ropa es un arma. En un sentido positivo, te defiende, te hace sentir seguro, valiente y capaz de conquistar nuevos territorios. Sin embargo, si no sabes usarla, puede tener consecuencias fatales. Con el paso de los años y trabajando en la industria de la moda nos hemos dado cuenta de lo importante que es el uso adecuado de la ropa. No estamos hablando de moda, porque ésta representa en sí un cambio tan constante y vertiginoso que es difícil capturar su esencia y sus virtudes en un libro sin perder vigencia. Esta labor la realizan perfectamente las revistas de moda que analizan el tema mes tras mes. Nuestro objetivo es otro: pretendemos darte las herramientas para que construyas un guardarropa eficiente y, a través de éste, ayudarte a lograr tus metas.

¿Te ha pasado alguna vez que en una entrevista de trabajo, en la que creías tenerlo todo para quedarte con el puesto, en el último minuto se decidieron por otra persona? ¿En esa cita romántica, donde todo parecía ir tan bien, de pronto sentiste que tu escote −o traer la camisa abierta hasta el ombligo, en el caso de los hombres− desviaba negativamente la atención de tu interlocutor? ¿Alguna vez has causado risas y murmullos a tu paso al usar una falda demasiado corta en una junta de padres de familia? Es muy probable que la mala elección de tu atuendo haya sido la causa decisiva del fracaso en estas circunstancias.

Por otro lado, hemos sabido de muchas historias de éxito en las que las prendas de vestir han jugado un papel preponderante. Tal es el caso del primer presidente afroamericano en Estados Unidos, Barack Obama, a quien, además de su carisma, su permanentemente acertada elección de ropa le dio una imagen aún más poderosa, comparado con su rival republicano, John McCain, quien llevaba siempre atuendos que lucían desangelados y sin ninguna fuerza. El mundo confió en un hombre que lucía dinámico, con carácter y moderno, en un momento histórico en que estas cualidades eran más necesarias que nunca. Por el contrario, ¿quién querría que un individuo tan gris como su traje manejara el mundo?

No es nuestra intención decir que el hábito hace al monje, porque es verdad que hay mucha gente bien vestida que no tiene capacidad intelectual alguna. Sin embargo, una persona que suma a su educación, inteligencia y habilidades sociales una buena vestimenta se encuentra más cercana al éxito. En pocas palabras, un ejecutivo que luce como tal es doblemente apreciado, y fuera del ámbito de trabajo funciona igual. Una mujer sensual con el vestido adecuado será todavía más sexy.

Imagina que caminas por la calle y ves una caja de cartón rota y desvencijada: no se te ocurriría nunca ver qué hay en su interior. No obstante, si es una pequeña caja de terciopelo, corres a recogerla porque intuyes que dentro puede haber algo valioso. Así de importante es la apariencia.

Este tema, que a simple vista parece una banalidad, está muy lejos de serlo. ¿Por qué? Porque nosotros creemos firmemente que el efecto positivo no surge de adentro hacia afuera, sino que trabaja a la inversa: las prendas siembran su poder en la autoestima de quien las lleva puestas. La ropa deja de ser un disfraz o una armadura para ser como una segunda piel. Cuando has logrado esta armonía, vas en el camino correcto y las prendas de vestir cumplen la función para la que fueron creadas: mejorarte y darte seguridad. Sabemos que no es fácil, pero para eso te ofrecemos claves importantes en este libro. Como hemos probado y comprobado, la ropa proyecta un poder enorme y queremos que tú también lo descubras y disfrutes. ¿Acaso la Cenicienta se hubiera quedado con el príncipe si hubiera ido al baile vestida de harapos y rodeada de ratoncitos?

Lucy y Antonio

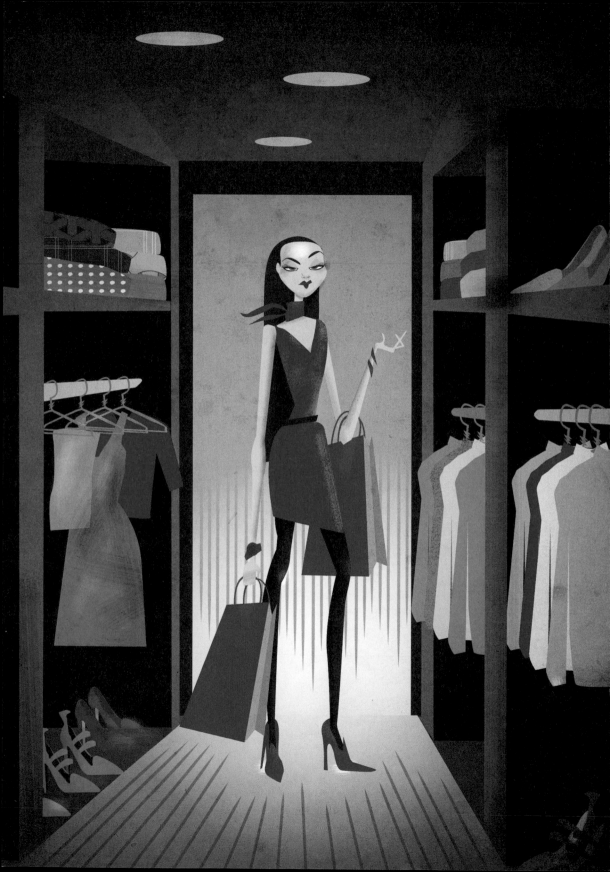

CAPÍTULO I

METAS

PASAPORTE Y DESTINO

Autoanálisis y reflexión acerca de tus metas

Así como seleccionas un lugar al que quieres viajar, buscas la ruta, aerolínea y precio más convenientes para llegar, del mismo modo puedes plantearte desde el comienzo dónde quieres verte en unos años, qué puesto deseas desempeñar o qué papel quieres tener en la sociedad. El objetivo de este capítulo no es disipar las dudas sobre tu vocación o ponerte en un conflicto existencial sobre lo que has hecho de tu vida. Nuestro propósito es ayudarte a que tu ropa trabaje para ti y no que se convierta en tu peor enemigo. ¿Cuántas veces has visto a una persona que se perjudica constantemente por su manera de vestir? La mujer que ningún hombre toma en serio porque se pone ropa excesivamente reveladora, el señor que mezcla las prendas como un coctel de frutas y, con ese aspecto, nadie puede creer que sea un ejecutivo, o, simplemente, el creativo que con su atuendo desaliñado pide a gritos un baño y una lavadora de ropa. Pero, volviendo al comienzo, de nada sirve tener dinero para comprar los boletos ni que las maletas estén hechas para tomar el vuelo si no sabes el lugar en el que quieres aterrizar.

DIME QUIÉN ERES Y TE DIRÉ CÓMO VESTIR

Tu esencia ¿Sabes quién eres? He aquí una gran pregunta.
Seguro que pocos sabrán responderla. No nos referimos, en primera
instancia, a una cuestión freudiana de psique y personalidad,
aunque de alguna manera tenga relación con ellas. Primero que
nada pregúntate: quién soy, qué hago y dónde estoy parado en este
momento de mi vida. Decenas de ideas brotarán de tu cabeza,
pero no te aturdas por el ruido de tu mente. Piensa y razona: no
te engañes y sé honesto contigo mismo. No expongas al yo que te
gustaría ser o al que te imaginas que eres, pues ya habrá tiempo para
trabajar en él. Ahora, haz una reflexión y ubícate en tu realidad.
Determina qué tipo de labores realizas, qué ropa necesitas en tu
actividad y si vistes de acuerdo con esa posición que tienes en la vida.

ESPEJITO, ESPEJITO MÁGICO...

¿Cómo eres? Primero viene tu descripción física. Tu estatura
—alta o baja—, tu complexión —delgada o gruesa—, tus características:
espalda o pecho ancho en el caso de los hombres y tamaño de senos
en el caso de las mujeres, abdomen voluminoso, piernas cortas,
etcétera. Finalmente, tu edad. Como ejercicio, anota en una hoja
estos aspectos que te definen y haz un dibujo de ti mismo, de tu
figura: es una manera más fácil de visualizarte. O, mejor aún,
observa una foto tuya reciente, en la que consideres que te ves muy
bien. Ese físico que observas es resultado de una genética caprichosa
o de los hábitos que has adoptado en los últimos años, y es con
lo que vamos a trabajar. Pero ¡ánimo!, porque vas a aprender a
exaltar tus virtudes y a ocultar tus defectos con trucos dignos de un
ilusionista, sólo sigue atentamente las instrucciones presentadas a
continuación para que puedas favorecer tu figura.

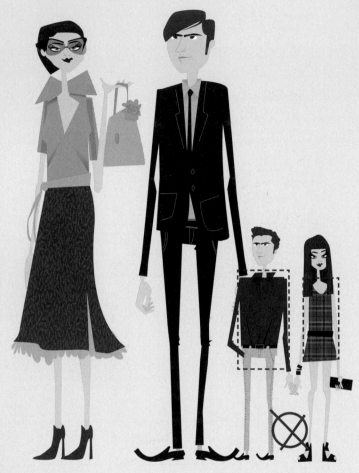

HAZ

PARA ELLA

• Combina prendas de diferente color, procurando que el tono claro quede siempre arriba.

• Marca la cintura con un tono de tela diferente o usando cinturón.

• Prefiere las camisas, blusas, chaquetas, vestidos o abrigos que tengan pinzas para que las prendas se peguen al cuerpo.

• Usa pantalones con pretina o pliegues.

• Da énfasis a la prenda alta o a la baja con estampados, alforzas, pliegues, bolsillos u holanes. Nunca hacerlo en ambas prendas.

• Escoge prendas bajas rectas o que abran abajo, tipo falda en línea A o pantalones que se abran, ligeramente, en la zona del tobillo.

PARA ÉL

• Si usas traje, apuesta por siluetas más definidas: las firmas italianas suelen confeccionarlas. Evita estilos demasiado holgados para que no te veas muy ancho.

• Si combinas prendas de dos colores, procura que el tono claro quede siempre en la parte de arriba del cuerpo.

• Marca la cintura con un cinturón.

• Opta por camisas, sacos o abrigos que tengan pinzas para que las prendas se ajusten al cuerpo.

• Usa pantalones con pinzas.

• En el caso de vestir casual, usa estampados, colores vivos o prendas llamativas preferentemente en la parte superior del cuerpo.

• Escoge pantalones rectos (no acampanados) que caigan más holgadamente en la zona del tobillo.

Esta figura tiene alineados los hombros con las caderas, pero no posee cintura aparente, por lo que es importante darle una nueva forma que enfatice una zona específica del cuerpo y cree la sensación de que existen unas agradables curvas en las mujeres y una espalda más prominente en el hombre y así estilizar tu silueta.

EVITA
ÉL Y ELLA

• Sacos cruzados.

• *Pantsuits* (pantalón con top integrado en una sola pieza) y demás prendas que tengan forma cuadrada.

• Pantalones a la cadera.

• No des tanto volumen a tu top como a tu prenda baja y evita que ambos posean demasiados adornos.

HAZ

PARA ELLA

• Elige camisas, blusas, chaquetas y suéteres que se ciñan ligeramente a la altura de la cintura.
• Usa tops con escote en V.
• Prefiere el corte imperio.
• Ponte un top oscuro y después deja un saco abierto; también funciona una blusa más clara desabotonada.
• Si el abdomen no es prominente, opta por llevar cinturón.
• Escoge prendas bajas rectas, lisas y sin adornos o texturas.

PARA ÉL

• Elige camisas, chaquetas y suéteres que se ciñan ligeramente a la altura de la cintura, pero nunca demasiado, porque harás más evidente la silueta "redonda".
• Usa suéteres, camisetas o chaquetas con escote en V.
• Ponte un top oscuro y después deja abierto el saco.
• Si el abdomen no es prominente, opta por llevar cinturón.
• Escoge pantalones rectos y lisos.

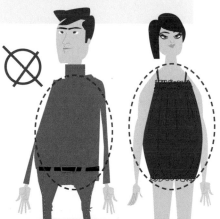

CÍRCULO

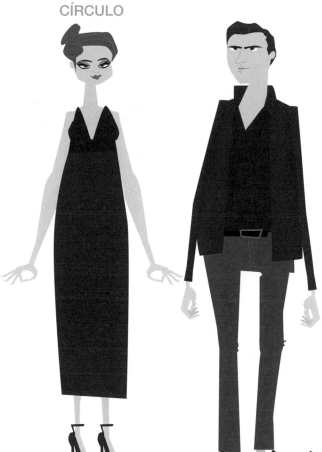

Además de la ausencia de cintura, las curvas destacan demasiado y puede haber mayor volumen en esta zona central. A esta figura es importante ofrecerle las prendas que destaquen las curvas deseadas, oculten las partes que no se quieren mostrar y, de paso, den el efecto de tener cintura.

EVITA
ÉL Y ELLA

• Ajustar la ropa demasiado.
• Elegir prendas extremadamente holgadas.
• Usar muchos estampados o adornos.
• Llevar pliegues que aumenten el volumen.
• Sacos cruzados.
• Suéteres de cuello de tortuga.

TRIÁNGULO

Con hombros angostos —o poco busto en las mujeres— y caderas prominentes, esta silueta requiere equilibrarse al darle interés a la parte superior del cuerpo y neutralizar la zona baja.

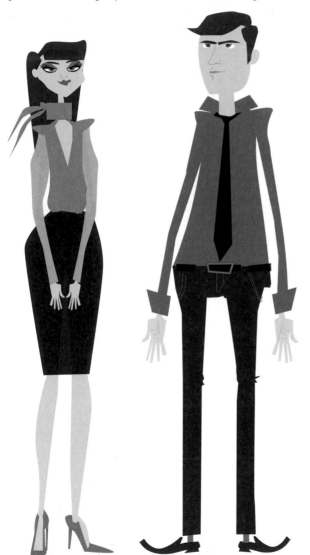

PARA ELLA

- Elige tops claros y llamativos en la parte superior: estampados, holanes, pliegues, texturas, etcétera.
- Busca blusas o tops con cuello de ojal o escote pronunciado.
- Opta por mangas voluminosas o bien omítelas por completo.
- Lleva mascadas.
- Usa hombreras.
- Escoge prendas bajas rectas, sin adornos y de telas ligeras.

PARA ÉL

- Elige camisas o camisetas más claras y llamativas que los pantalones: con estampados, bolsillos, pliegues, etcétera.
- Usa sacos o chaquetas más estructurados y que el largo sea a la altura de los glúteos.
- Busca camisetas o suéteres con cuellos de ojal o cuello en V.
- Lleva corbatas.
- Usa hombreras.
- Escoge pantalones rectos, sin adornos y de telas ligeras.

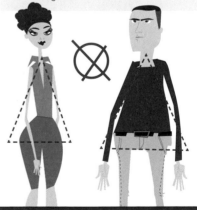

EVITA
ÉL Y ELLA

- Ponerte tops, suéteres o camisas que te queden demasiado entallados.
- Exagerar con las hombreras porque el cuerpo lucirá ancho en su totalidad.

- Usar estampados, bolsillos, jaretas, pliegues, y demás adornos en las prendas bajas.
- Colores claros o telas rígidas para la zona debajo de la cintura.

HAZ

PARA ELLA

- Invierte en prendas bajas con pliegues, estampados o adornos.
- Elige chaquetas largas, ligeramente ceñidas a la cintura y con cierto volumen o adornos debajo de ésta.
- Opta por pantalones de pierna amplia o incluso acampanada.
- Procura acentuar tus curvas con un cinturón o usando colores claros abajo y oscuros arriba.

PARA ÉL

- Elige pantalones con pinzas, de pierna amplia o incluso de corte holgado para vestir estilo casual.
- Escoge chaquetas largas, ligeramente ceñidas a la cintura y con cierto volumen o detalles debajo de ésta.

TRIÁNGULO INVERTIDO

Los hombros anchos —en el caso de la mujer puede ser el pecho— predominan, mientras que la figura se reduce radicalmente en la cadera. Puede tener marcada o no la cintura. A este tipo de cuerpo le hace falta proporción y, de paso, crear un efecto de cintura.

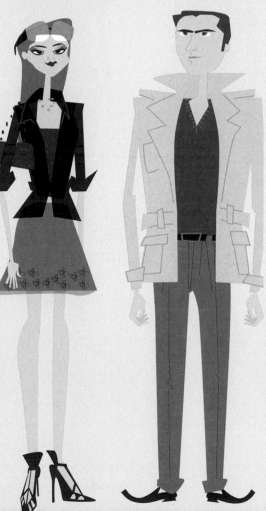

EVITA
ÉL Y ELLA

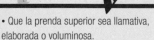

- Que la prenda superior sea llamativa, elaborada o voluminosa.
- Pantalones pegados en la cadera.

- Chaquetas tipo torero o con hombreras demasiado grandes. Y para ellos, las demasiado cortas.

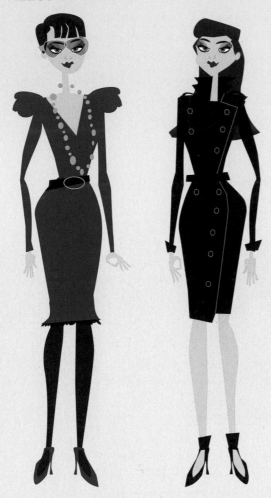

HAZ

PARA ELLA

• Elige llamar la atención en un solo punto de tu atuendo, ya sea con tops ornamentados y bajos lisos o viceversa.
• Si optas por las hombreras, balancea con una prenda baja de volumen ligero.
• Utiliza el cinturón para marcar tus hermosas curvas.

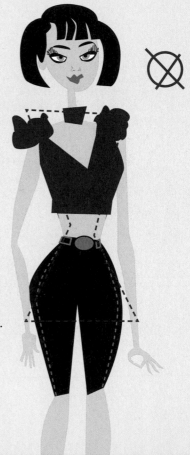

Este tipo de silueta es más bien privativo de las mujeres. Tiene la proporción perfecta entre hombros-senos y cadera, con un hundimiento visible en la cintura. Esta figura puede ser cubierta con placer y creatividad, ya que es favorecida por casi todas las prendas. Sin embargo, hay que saber guardar el equilibrio.

EVITA
PARA ELLA

• Vestir completamente con estampados y las prendas llenas de holanes.
• Ponerte capas que oculten tu forma.
• Mostrar demasiada piel.

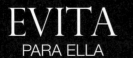

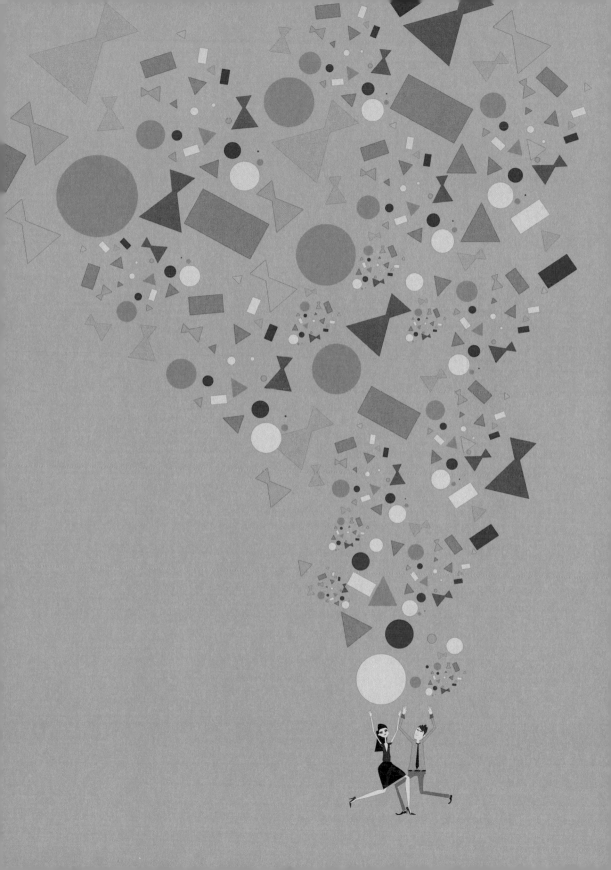

LA META

¿A dónde quieres llegar? En la vida hay que elegir un buen atuendo para ser competitivo. Tal como sucede con las modelos que van a buscar trabajo, nosotros somos observados y elegidos para un fin: desde obtener un puesto hasta conseguir pareja. Varios estudios comprueban, por ejemplo, que una persona bien parecida tiene mayores posibilidades de que le asignen un buen puesto, un incremento de sueldo e incluso le presten ayuda cuando se desmaya en la calle. Injusto, ¿verdad? Pero cierto. Sin embargo, ¿qué sucede cuando la naturaleza no nos favoreció con belleza? Pues siempre queda la posibilidad de impresionar al ojo humano a través de la ropa. Ahora que si tienes un buen físico y sabes usar la moda a tu favor, seguro obtendrás más fácilmente tus objetivos.

Las metas personales y profesionales no siempre se traducen en un guardarropa correcto. Nosotros hemos sido editores de revistas de moda desde hace muchos años y en esa larga trayectoria no podemos contar gran cantidad de colegas, responsables de publicaciones similares, que vistan conforme a su puesto y autoridad. Eso sólo comprueba que hasta en este mundo tan especializado se ignora el poder que tiene la ropa.

Nadie quiere ir a consulta con un nutriólogo obeso, de la misma manera que sería muy difícil confiar en un banquero con tatuajes, cabello morado y atuendo de cuero. Es decir, uno tiene que buscar la correspondencia entre el físico y lo que queremos proyectar. Si estás interesado en el poder, por ejemplo, la ropa de gran manufactura —no con logotipos obvios— puede ser tu mejor aliada. Un traje sastre de excelente calidad para ella, un traje liso muy fino para él, ya marca un estatus, se advierte que no se trata de un principiante o de alguien que trabaja eventualmente, sino de un profesional que ocupa un cargo importante. Si, por el contrario, tu interés está centrado en el mundo intelectual o creativo, las prendas serán más casuales y despreocupadas, pero correctas para este tipo de carrera y de metas planteadas.

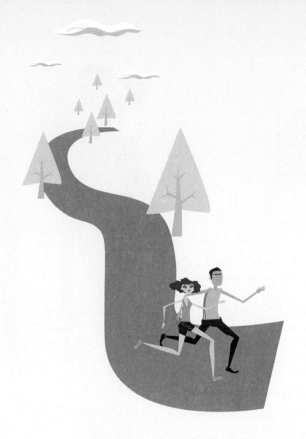

DESTINO

¿A dónde vas? Tal vez tu manera de vestir se haya convertido
en un "uniforme". Sabemos perfectamente que la palabra puede
provocar rechazo, pero míralo de esta forma: se trata de un
código de identificación para un grupo determinado. El primer
militar que uniformó a sus tropas, Napoleón, sabía del poder de
este elemento y al vestirlas de la misma forma les dio la fuerza
de la unidad, del grupo. Pero, atención, un "uniforme social" no
significa vestirte igual que todo el mundo, sólo debes darte cuenta
de que el rango de prendas que normalmente usas está inscrito en
un estilo determinado por tu profesión y posición social. Entonces,
el análisis se continúa justo con la actividad a la que te dedicas.
Aquí hacemos una división en cinco grandes grupos, aunque
no son categorías estrictas, pues hay tantas variaciones como
personalidades posibles.

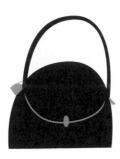

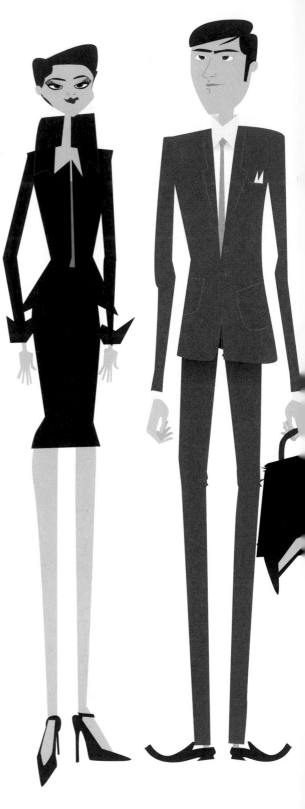

EJECUTIVO/DIRECTIVO

Para él

Es bastante fácil de reconocer: tu atuendo básico son los trajes. Usualmente, emparejados con camisas en colores suaves y corbatas de seda en matices discretos. Zapatos bostonianos o mocasines, y en viernes casual, el clásico pantalón caqui con camisa, suéter de cuello V o chamarra de cuero o gamuza. En los fines de semana, tu estilo relajado es más bien náutico o casual. Pantalones de algodón, polos y mocasines. Claro que tu posición económica añadirá variaciones al atuendo, como el tipo de traje, corbatas, zapatos y accesorios.

Si tienes un puesto directivo, pero en una empresa relajada, esto cambiará las reglas: optarás por el semicasual, es decir, pantalones y camisa de vestir con una chaqueta deportiva o de cuero, un estilo cercano al de los viernes o los fines de semana.

Para ella

Desde los años ochenta, cuando la mujer comenzó a ocupar puestos importantes en las empresas, se impuso el traje sastre como el atuendo para demostrar poder y, aunque se ha ido y ha regresado varias veces en el transcurso de las décadas siguientes, continúa siendo una opción factible en la oficina. No obstante, ya las mujeres han demostrado su capacidad y no temen verse femeninas en su campo de trabajo. Por eso, ya presiden reuniones luciendo un hermoso vestido y unos zapatos altísimos sin la menor preocupación de que sus colegas las confundan con una chica superficial que usa su físico para escalar en el organigrama. Los fines de semana, sin embargo, regresan a la comodidad de sus jeans coordinados con una camiseta o un suéter y unos zapatos de piso.

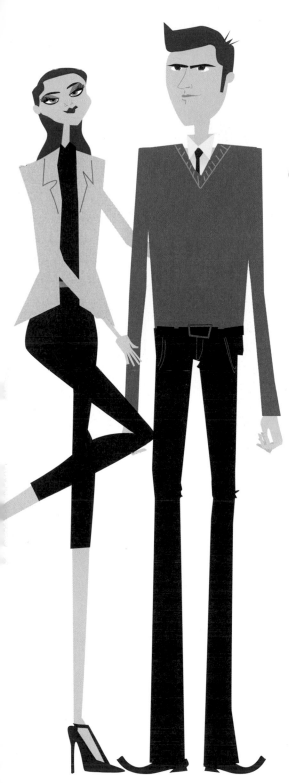

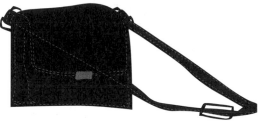

TRABAJADOR DE RANGO MEDIO

Para él

Puedes usar trajes, pero su corte, modernidad y hasta calidad no son de gran trascendencia para ti porque es probable que los portes por algún reglamento de tu trabajo. Si tu empleo no te exige el uso de traje, entonces seguramente llevas pantalones y camisa de vestir con una prenda de complemento, como un saco sport, una chamarra o un suéter. Ya en casos aún más relajados, tu prenda básica son los jeans combinados con camisas, camisetas y chamarras. En el vestir de tipo casual o de fin de semana no hay gran variación: tal vez sólo cambies los zapatos formales –si es que los llevas– por unos tenis o sandalias.

Para ella

El traje sastre puede facilitarte la mañana al no tener que combinar más que la blusa. Los vestidos o los coordinados de top con falda o pantalón también pueden funcionar para tus labores. Si la empresa para la que trabajas es un poco más relajada, probablemente puedas vestir jeans con blusas, camisetas y suéteres abajo de un saco. Los zapatos van desde botas, botines, zapatillas y sandalias de alto tacón, hasta calzado de piso o tenis, cuando hay que estar constantemente de pie. Durante el fin de semana tu atuendo no cambia tanto, tal vez sólo sea ligeramente más casual al usar ropa cómoda, pero sin llegar a ponerte prendas apropiadas para el gimnasio.

CREATIVO

Para él y ella

Quizás éste sea el segmento con más variaciones y menos reglas. En este rango, los códigos de vestir son infinitos, y hasta hoy no hay nada escrito. Es probable que los diseñadores de moda trabajen inspirados en los creativos y con ellos en mente estén concebidas casi todas las campañas de mercadotecnia de productos de moda. ¿Sus profesiones? Muchísimas: mercadotécnicos, arquitectos, publirrelacionistas, periodistas, escritores, artistas plásticos, diseñadores gráficos, publicistas, diseñadores de imagen, galeristas, músicos, actores y muchos más. Sus estilos son varios y particulares, se mezclan entre sí, se transforman. Pero, tratando de ubicarlos como un planeta pequeño, usan jeans de forma distintiva, es decir, con zapatos de última moda o un saco de estupendo corte o accesorios en tendencia, como una bolsa o portafolios de firma o incluso joyería con personalidad. También pueden ser más formales, pero siempre poniendo atención a los detalles: los trajes son más de diseño, las corbatas o mascadas, atrevidas, y las mezclas de color, osadas. Sin embargo, el abanico de personalidades es tan amplio que hay extremos: está el estilo sencillo de los arquitectos, por ejemplo, que consiste en prendas cómodas e informales, pero normalmente de calidad: pantalones y camisas de algodón, cómodos mocasines y chaquetas o parcas de lona o gamuza. Por otra parte, están los músicos y actores que, en su ruptura de reglas, crean nuevas tendencias. Ellos pueden ser desde los que siguen la moda con absoluta pasión y al pie de la letra –incluso trabajan de cerca con diseñadores– y las páginas de las revistas están llenas de sus imágenes, hasta los que van justo al otro extremo y usan lo que no está de moda, que cuesta poco y seguramente dará algo que decir: tenis Converse con esmoquin para ellos, para ser claros, o mallas de imitación cuero con unas botas despuntadas que llegan hasta los muslos en ellas. Muchos de ellos son seguidos por las masas, que los

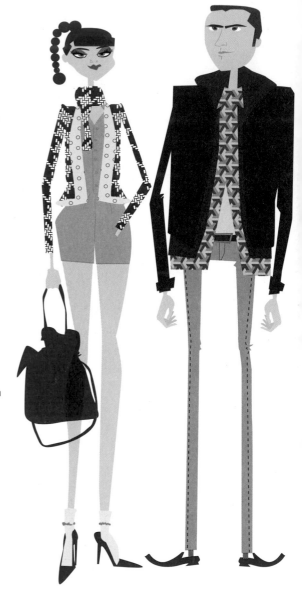

imitan, y están logrando claramente un objetivo con lo que usan, aspecto que analizaremos más adelante. En resumen: tienen un estilo particular y poseen reglas muy personales para vestir. Es probable que reciban comentarios constantes acerca de su indumentaria, para bien o para mal. Si están en el camino correcto, ya lo averiguarán.

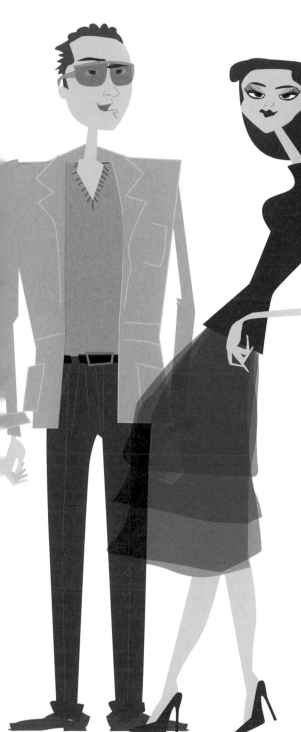

AUTOEMPLEADO

El autoempleado o *freelance*, como se le conoce más comúnmente, abarca dos grupos: el que trabaja desde su propia casa haciendo labores esporádicas para un cliente o el que tiene una pequeña empresa y es su propio jefe. El primero tiene dos grandes opciones: usar ropa para "andar en casa" y que poca gente, salvo familia o personas muy allegadas, le verán puesta. Consiste en su mayoría en *pants*, jeans, camisetas y sudaderas; es decir, prendas cómodas. Para salir –cuando tienen que reunirse con sus empleadores– sólo llevan algo ligeramente más formal: unos jeans o caquis con un saco o una camisa. La verdad es que, con la idea de que "casi nadie los va a ver", son en general personas a las que la ropa les importa poco.

El pequeño empresario es otra historia. Tiene dos necesidades básicas: comodidad e imagen. Por eso, normalmente echa mano de prendas suaves, versátiles, de algodón y lino, y las combina siempre con piezas más lucidoras, como un buen saco y accesorios de calidad: zapatos, bolsas, portafolios. En estos casos, la ropa de fin de semana varía poco y predomina la comodidad al vestir.

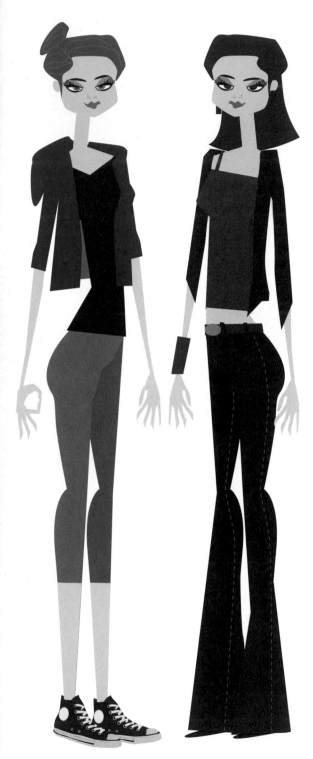

ESTUDIANTE
O AMA DE CASA

Los estudiantes tienen dos ideas en mente al vestirse: relajarse y estar de moda. Fueron ellos, nada menos, quienes inspiraron la llamada *streetwear* o moda urbana. Su estilo es suave y simple, pero con personalidad. Arriba suelen llevar camisetas, suéteres tipo pulóver y chaquetas de mezclilla y de nylon. Abajo, jeans en cortes más holgados, pantalones tipo cargo –algunas mujeres adoptan las minifaldas o los shorts– y los últimos tenis de las casas deportivas. Habrá algunos que estén más preocupados por la moda, que pueden ir más acordes con las tendencias, o bien, los que están en diferentes "guetos": emos, rockers, darkies y hippies. Sin embargo, y sin ánimo de ofenderlos, en la mayoría de los casos están sólo encarnando un personaje y no se trata de una expresión de un estado de personalidad sincero. Es decir, siguen pasajeramente una moda de la que van a olvidarse en el futuro.

Las amas de casa son por lo general de dos tipos. Está la que se encarga personalmente de sus tareas domésticas, se queda en casa o trabaja y tiene una vida social mesurada. En su caso, la idea al vestir siempre será la comodidad: jeans, blusas y zapatos de piso. Muchas usan, incluso, ropa deportiva. Se arreglan cuando salen, pero de forma discreta: vestido, traje sastre y zapatos de tacón medio. Por otra parte, está el ama de casa con un poder adquisitivo más alto que puede darse el lujo de tener ayuda doméstica y sólo supervisa las actividades. En este caso, tiene una vida social mucho más activa e incluso trabaja.

Si es así, normalmente recurre al traje sastre o los coordinados y los utiliza con accesorios. La que no trabaja puede darse el lujo de vestir más a la moda y salir con un atuendo completo: vestido, traje, bolsa, zapatos y maquillaje total.

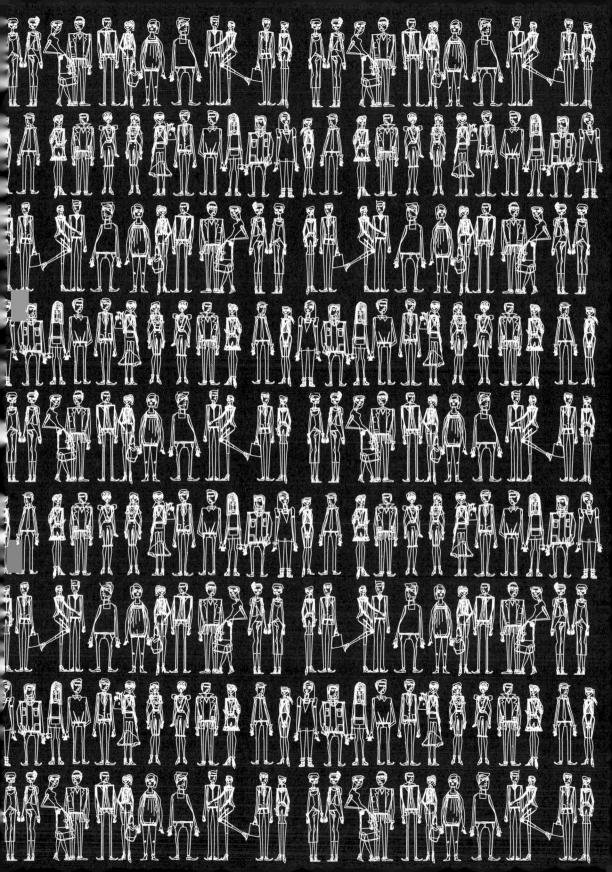

LUGAR DE ATERRIZAJE

Alcanzar tu objetivo Para lograr tus metas primero debes saber bien cuáles son. Suena bastante obvio, pero, si lo meditas un poco, verás que no lo es tanto. Para expresarte con claridad, por ejemplo, debes pensar claro. Si sabes qué quieres, es más fácil que lo consigas; por tanto, para conquistar un objetivo primero debes visualizarlo, estar seguro de qué es lo que deseas, ubicar los caminos posibles que te llevarán a él y luego comenzar a andarlos. Hay dos grupos de metas: las personales y las profesionales.

Metas personales Son logros que quieres para ti, para sentir satisfacción personal. En una primera fase, piensa qué te gustaría ser: atractivo, poderoso, delgado, sexy, elegante, juvenil, maduro, misterioso, confiable... Podemos seguir citando cualidades o características: es lo que quieres percibir, en primera instancia, al verte en el espejo. Pero hay una segunda etapa del proceso de análisis: pregúntate para qué quieres reflejarte así. Ésta es tu meta real.

Generalmente, las características físicas que uno quiere resaltar de su imagen van en busca de:

a) Atraer a una persona –o varias– con fines francamente sentimentales, matrimoniales o sexuales. Quizá deseas conseguir un amante, una pareja o boda por conveniencia.

b) Reconocimiento, cariño, respeto o admiración de la sociedad.

Metas profesionales Tienen un cariz más intelectual y económico, pero no por eso queremos decir que las metas para lograr algo personal sean frívolas, sino que más bien responden a un aspecto más instintivo de nuestra personalidad. Cabe señalar que, una vez que has conquistado las metas personales, las profesionales están casi a la vuelta de la esquina.

Como su nombre lo dice, son objetivos para lograr un empleo, mejorar el que tienes o cambiarlo por uno nuevo. Así, debes poner atención a otro tipo de códigos. Al final, en una meta personal, tú eres tu propio juez y nadie más que tú se dará cuenta si fallas. En tu empleo, tanto la industria como la sociedad son las que te recordarán que has hecho algo mal con respecto a tu imagen.

El proceso de pensamiento, en este caso, es casi como el de analizar quién eres, sólo que aquí el objeto de tu escrutinio será el puesto o lugar que quieres conquistar. Estudia el mundo que rodea a la profesión deseada, infórmate de sus reglas, observa a personas que han triunfado en ella, tómalas como ejemplo (para inspirarte, nunca para imitarlas, porque una copia se nota a diez kilómetros de distancia) y desarrolla las propias pinceladas de tu personalidad profesional basándote en el conocimiento recabado.

Piensa bien qué te gustaría que vieran en ti: una persona segura y decidida para un puesto directivo. Creativo y colorido para un trabajo artístico. Serio y docto para una labor de enseñanza. Analiza si quieres proyectar poder, creatividad, educación, estilo, intelectualidad, formalidad o alegría. Recuerda: lo que para una profesión es una gran cualidad, para otra puede ser un defecto.

ERES *VERSUS* SERÁS

¡Llegaste! Ahora, compara las dos caras de tu lectura: la de quién eres y a dónde quieres llegar –tus metas –. ¿Coinciden? ¿La persona que eres, que se viste todos los días de una forma, lo hace de acuerdo con lo que quiere conseguir en la vida? Si tu respuesta es afirmativa, adelante, vas por buen camino y sigue por ahí. Si, por el contrario, es negativa, debes ver qué está sucediendo. ¿Se trata de quién eres ahora o son tus metas las que no tienen razón de ser? Algunas personas descubrirán que están fuera de lugar. Eso sucede porque, a veces, no eligen la "armadura" adecuada. Pero esto puede cambiar en el momento en que se vistan de acuerdo con lo que quieren lograr en la vida. Entonces se darán cuenta de que la ropa se vuelve un arma, una "armadura", como dijimos antes, que las hará ganar su propia batalla y llevarlas ahí, a donde quieren llegar.

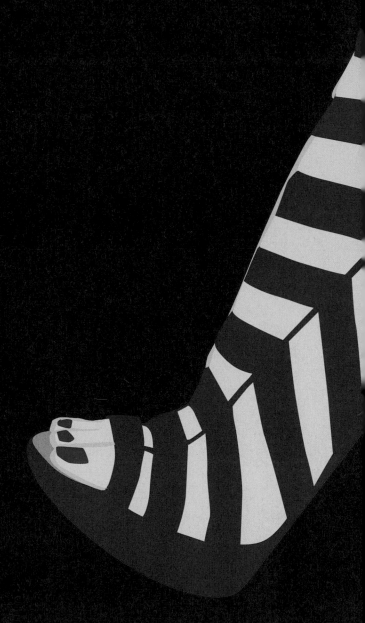

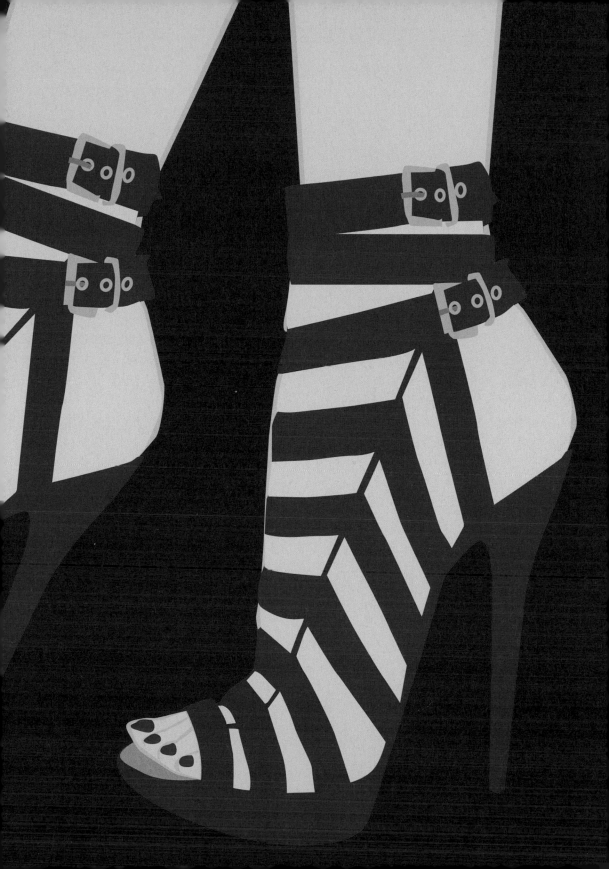

CAPÍTULO II

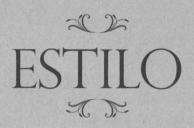

ESTILO

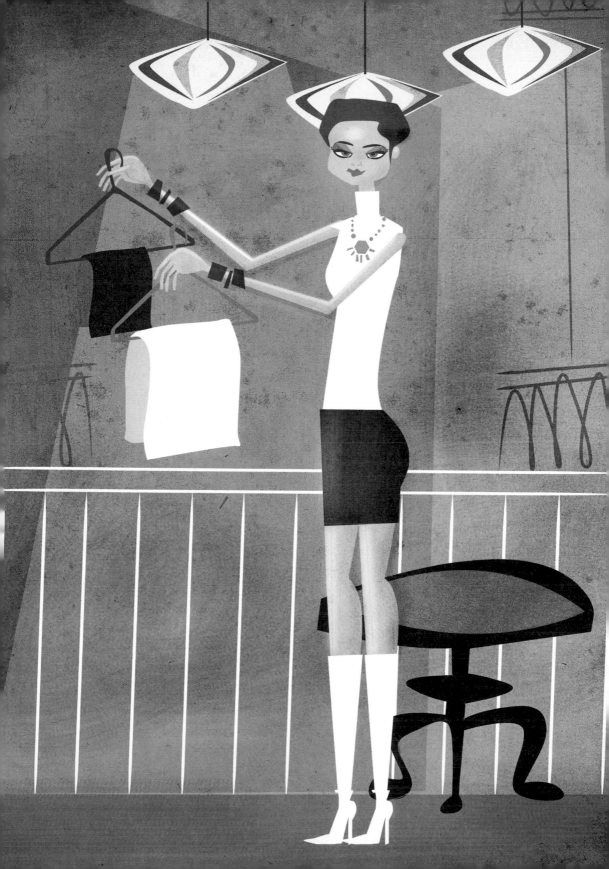

COSTUMBRE *VERSUS* ESTILO

¿Por qué lo usas? Imagina que entras a una boutique de mucha categoría, donde el trato que se ofrece al comprador es más directo y personalizado, y escuchas la conversación entre la dependienta y un cliente. Tomemos a un individuo cualquiera: clase media, ejecutivo, que busca ropa para el trabajo. La vendedora le sugiere una interesante combinación de camisa a rayas en color lavanda, por decir algo, con una corbata a tono. El hombre la mira y le dice con plena seguridad: "¡No!, ése no es mi estilo". La verdad es que si la vendedora le hubiera mostrado una chaqueta de cuero con estoperoles y cristales de Swarovski, en efecto no sería su estilo, pero una variación más interesante y a la moda de su línea habitual de vestir por supuesto que podría encajar perfectamente en él. Lo que el individuo debió decir es: "No tengo costumbre de usar esos colores". Entonces hubiera tenido razón.

Una costumbre es la repetición rutinaria de una acción. Así de simple. Vestirnos cada mañana es un hábito que responde a una necesidad social primaria. De niños, usamos la ropa que nos brindan, desde lo que nos pone nuestra madre hasta lo que nos obligan a usar en la escuela. Al llegar la adolescencia, vestimos lo que nos impone el entorno: amistades, tipo de escuela, grupos y guetos a los que decidimos pertenecer. Alguien con estilo gótico tendrá que ponerse su ropa negra y con características muy evidentes para ser reconocido como un miembro de su grupo. Una chica de alto nivel social tendrá su bolsa Louis Vuitton o Chanel para lograr el mismo objetivo. Al final, todo esto es una gran costumbre, no un estilo, es decir, cuando te vistes con lo que "debes" y no con lo que en verdad "quieres".

EL MEOLLO DEL ESTILO

Lo que realmente importa Si no has encontrado tu estilo de vestir no debes sentirte descorazonado. Sólo piensa en la cantidad de personas que conoces y lo tienen. Son pocas, ¿verdad? La mayoría de ellas pertenecen al mundo de las celebridades. Pero de la gente que te rodea, digamos tu jefe, tu madre, tus hermanos o amigos, tal vez encuentres uno o dos que parecen mantener una forma de vestir que los distingue. Si ya los ubicaste, ahora trata de hacer la diferencia entre dos posibilidades: ¿se visten así por costumbre o por estilo?

Muchas personas se visten con cierta uniformidad. Tal vez opten por la comodidad, por lo que su ropa siempre tendrá un aspecto casual, aunque, de igual modo, se podría tratar de un ejecutivo que no se quita el saco ni siquiera cuando va a desayunar al club o de compras al supermercado. Su guardarropa, a primera vista, puede dar la impresión de que es coherente con su personalidad, estilo de vida y metas. Sin embargo, si lo observas detenidamente, es necesario llegar a la conclusión de que no ha encontrado un estilo, sino que viste así por costumbre y lo hace ya sin recapacitar en el lugar, la ocasión o el efecto que puede tener su vestimenta. Este individuo se ha vuelto perezoso y toma siempre el mismo patrón para vestir. La triste consecuencia es que en ciertas circunstancias luce bien y en otras se ve totalmente fuera de lugar.

El individuo que posee un estilo, en cambio, conserva la esencia de su personalidad por medio de su ropa, pero es capaz de hacer las modificaciones necesarias en su vestuario para adaptarse a las necesidades de su agenda. Si va a una primera comunión, si asiste a un funeral, cuando hace una importante presentación de trabajo o en el momento de cenar íntimamente con su pareja conserva su estilo, pero su ropa se ha modificado de acuerdo con la situación para lucir excepcional en ese contexto.

Agreguemos que el individuo que viste por costumbre comete, muchas veces, el error de no saber favorecer su figura a través de la silueta, de su atuendo, e incluso desconoce los trucos que le ayudarán a resaltar sus virtudes y ocultar sus defectos. En contraposición se encuentra aquel que tiene estilo, porque poseerlo significa no sólo ser dueño de un guardarropa coherente con su vida y que funcione con gran versatilidad, sino que también se ha estudiado para beneficiar su figura y enaltecer sus atributos. Se dice que no hay peor antídoto para el amor que la costumbre, y eso mismo sucede cuando se trata del estilo: la costumbre lo mata.

Hemos llegado a la conclusión de que no cualquiera tiene estilo y de que éste es difícil de conquistar. Hay muchos factores que influyen en el individuo: educación, entorno familiar e influencias del exterior. Una persona que ha crecido en un hogar conservador es probable que, de inicio, tenga la costumbre de vestir de manera formal y discreta. En principio, uno se viste como le enseñan o como debe hacerlo para encajar en su entorno. La clase social, el nivel económico, la religión y el lugar geográfico donde el individuo crece también son determinantes para su forma de vestir.

PRIMERO, ¿EL HUEVO O LA GALLINA?

¿De dónde viene el estilo? Son contados los diseñadores, consumados o principiantes, que no reconocen que su mayor inspiración para crear prendas hermosas fue su madre. Eso puede llevarnos a sospechar que hay cierta dosis de imitación para obtener un estilo. Hay otras personas, sin embargo, que parecen haber nacido ya con uno. Desde niños determinan lo que se pondrán, combinan y mezclan la ropa con mucha gracia, instintivamente saben lo que les queda bien. Además, les parece de lo más fácil ayudar a otros a ensamblar sus atuendos y lo hacen como si fuera un juego. Estos personajes viven para los

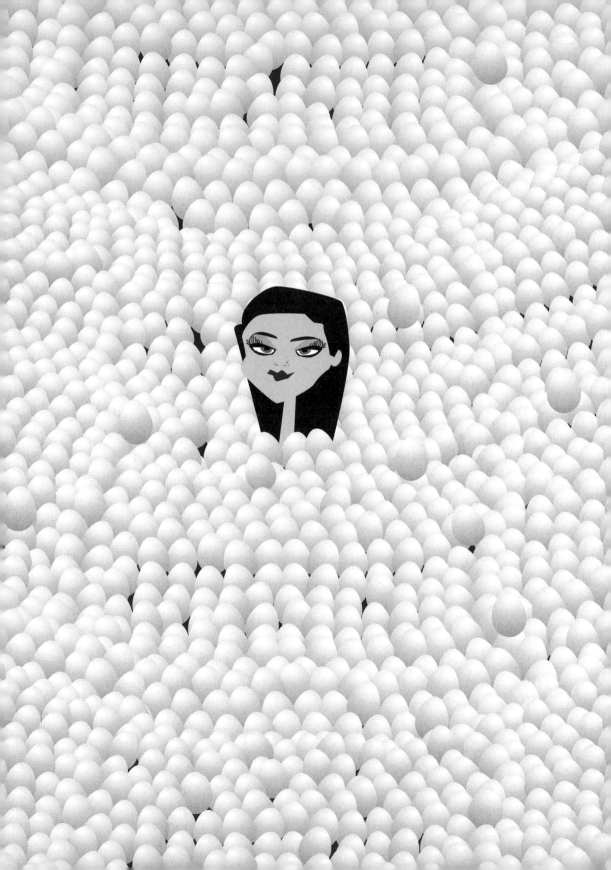

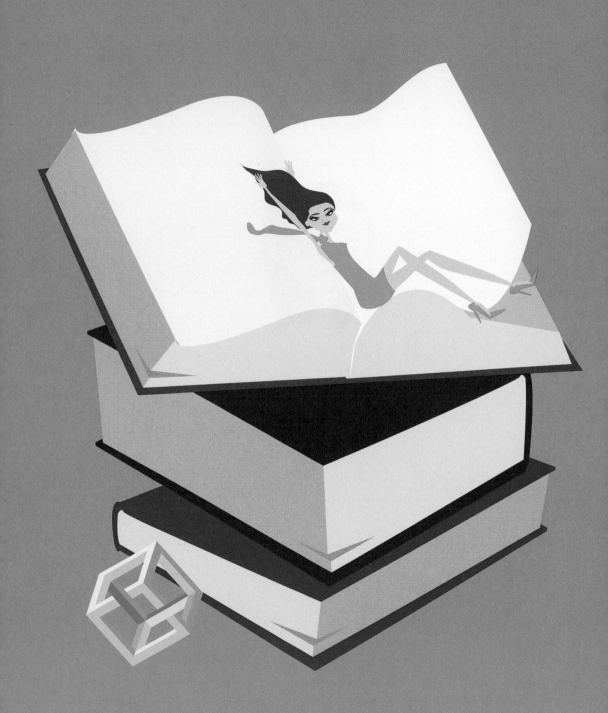

colores, las texturas y las proporciones, se les hace agua la boca cuando ven un traje hermoso y sienten que les cae un peso encima cuando aparece alguien, frente a sus ojos, que está mal vestido. No obstante, se trata de prodigios tan enigmáticos y raros como aquellos que son capaces de resolver ecuaciones matemáticas complicadísimas sin el más mínimo esfuerzo.

¿SE HEREDA, SE APRENDE O SE COMPRA?

¿De dónde sale? La herencia es muy importante, sin duda: lo que se vive en tu casa, las enseñanzas de lo que se debe hacer o no, lo que ves y aprendes va determinando tu personalidad y, por ende, sentando las bases de tu estilo. Entonces, ¿el hijo o la hija de una madre elegante lo es también por consecuencia? No, lamentablemente. ¿Cuántos casos conocemos de madres espectaculares con hijos anodinos? Muchos. Es como la belleza, tampoco hay una apuesta segura. Una bailarina hermosísima se acercó alguna vez al escritor George Bernard Shaw y le dijo: "Maestro, usted y yo deberíamos tener un hijo que tuviera mi belleza y su inteligencia". Shaw, irónico como era, le respondió: "¿Y qué tal si naciera con mi fealdad y su estupidez?". Lo mismo sucede con el estilo, es tan traicionero y genéticamente improbable como la belleza. No obstante, tenemos algo a nuestro favor: a ser bello no se aprende, pero a tener estilo y elegancia sí. Ésa es la ventaja.

Esto nos lleva a la segunda pregunta: ¿el estilo puede pulirse e incluso aprenderse? El secreto no lo es tanto, se trata de tomar elementos del acto cotidiano de vestirse y que pueden, a la larga, transformarse en estilo. Es como cantar, escribir o pintar: se trata de un talento que necesita pulirse. Es verdad que hay muchas personas que no nacen con esa capacidad. Cuenta la leyenda que Yves Saint Laurent, a los cuatro años de edad, lloraba cuando veía a una mujer mal vestida. Ésa es una virtud nata. Sin embargo, la posibilidad de ir descubriendo lo que te queda, se te ve bien, resalta y aviva tu personalidad, ésa es una capacidad que puedes desarrollar a partir de hoy.

Por otro lado, si sientes que no tienes este "don natural", no hay nada de que preocuparse, porque para eso está la técnica, de la cual hablaremos en este libro. El mito de Pigmalión (que se tradujera a la deliciosa comedia *My Fair Lady*) es absolutamente seductor: se le puede enseñar a alguien a vestir, hablar y comportarse. Una florista del arrabal puede convertirse en una dama de sociedad, y una estudiante aburridona, como Sandy –Olivia Newton John en la película *Vaselina*–, se puede transformar en una vampiresa sexy. Éste es un ejemplo claro del poder de la ropa.

La verdad es que muchas personas se encontraban en el limbo del estilo, entre éstas cientos de estrellas, sin saber qué les gustaba más: la ropa que les favorecía o lo que realmente estaba a la altura de su estilo de vida, pero decidieron aprender a vestirse bien. Muchas veces con el auxilio de revistas de moda o, los más afortunados, con la ayuda de un asesor de imagen resolvieron estudiarse, por dentro y por fuera, e invertir en un guardarropa para lucir sensacionales.

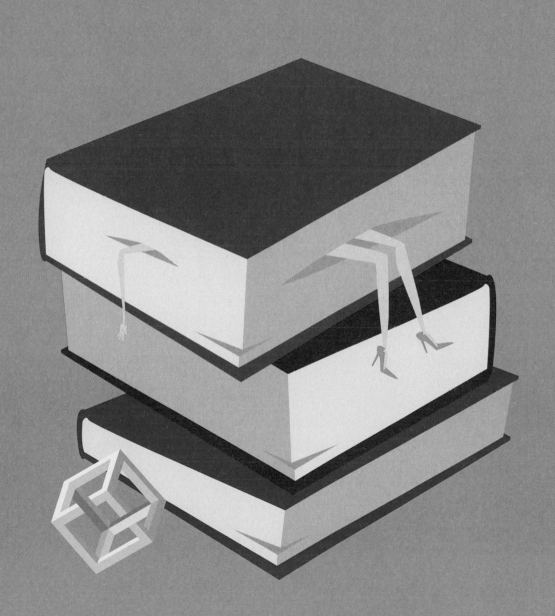

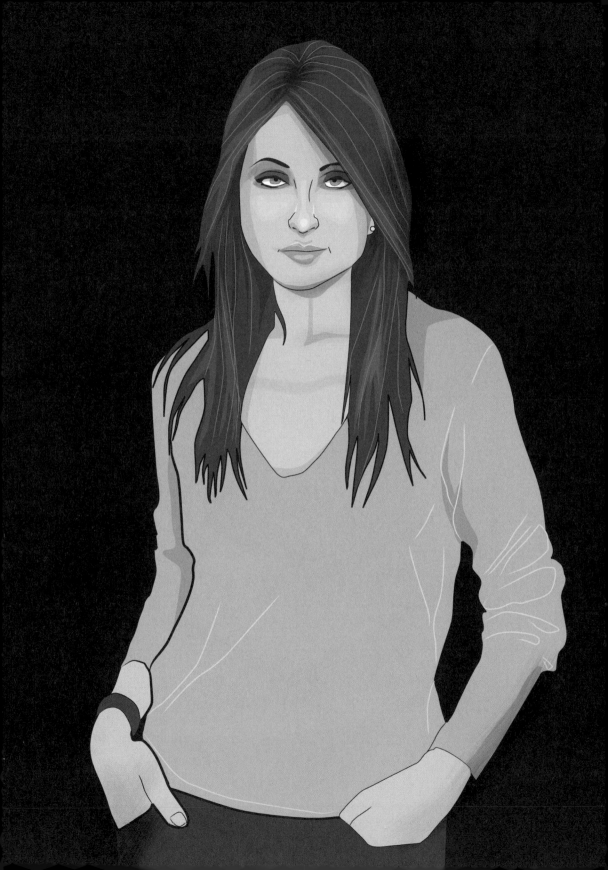

EL ESTILO ES UNA FORMA DE VIDA
Entrevista con Purificación García

Desde que presenta su primera colección en los años ochenta se vuelve una diseñadora de gran éxito. Sencilla, suave y elegante, trasmina su personalidad hasta sus prendas. Hoy se cuenta entre los diseñadores españoles más reconocidos en el mundo.

Hay personas que confunden sus hábitos cotidianos de vestir con el estilo, ¿qué opinas al respecto?
Que es terriblemente monótono. Lo bonito es desarrollar tu estilo investigando y trabajando en él continuamente. Cada persona debe madurar una filosofía de vestir de la misma forma en que crea su estilo de vida, sus creencias y convicciones. No hay que estancarse nunca en la costumbre.

¿Cuál sería el primer paso para encontrar un estilo?
Primero conocerte: si tienes piernas largas o cortas, hombros anchos, poco o mucho cuello, si eres delgado o robusto. ¡Debes trabajar mucho las proporciones! Hay prendas perfectas que equilibran estas características y te hacen ver más favorecido. Cuando ya sabes qué siluetas te quedan bien, vas adaptando la moda de cada temporada a tus características.

¿Cómo definirías el concepto de estilo?
Es complejo. No es una prenda o la moda misma. Para mí, abarca mucho más: cómo te mueves, te expresas o caminas. Al besar a un niño, poner una mesa, llevar una bolsa o un traje de determinada forma manifiestas tu estilo. Saber entender los protocolos y vestir adecuadamente para cada ocasión es parte fundamental del estilo.

¿Moda no es sinónimo de estilo?
No. El estilo es una forma de vida.

¿Cuándo consideras que una persona tiene estilo?
Cuando manifiesta lo que cree, sus valores y puntos de vista a través de lo que usa y sabe "ponerlo en escena". Estilo es hacer una buena interpretación de tu filosofía de vida.

¿Y es fácil reconocer el estilo?
Una persona con estilo es como la obra de un buen artista: te enamora tan sólo con verla.

¿El estilo se compra, se hereda, se imita o se aprende?
Si naces con la varita mágica, como Audrey Hepburn, las cosas son más sencillas. Si no, tienes más trabajo por hacer. Debes cultivarte, documentarte y ahora, con tantas redes sociales y páginas de internet, está toda la información que quieras a tu alcance. Si no tienes estilo hoy es porque no quieres o simplemente no te interesa.

¿Qué es lo que más te gusta de una persona con estilo?
Su capacidad de combinar formas, colores y tendencias. Me encanta cómo mezcla una prenda *vintage* con una ultramoderna. Además, me gusta mucho este sentido que tienen algunas personas para inspirarse en lo que ven en una revista o el cine y adaptarlo a su propia personalidad. Todo está en el aire: es sólo cuestión de atrapar ese perfume y ponértelo.

¿Cómo se combate el hábito de vestirte por costumbre?
Yo necesito, todos los días, sensaciones nuevas para renovar mis energías. Es indispensable tener un armario básico, es verdad, pero hay que sumarle elementos sorprendentes para salir de la monotonía, que a nivel visual no transmite nada. En el caso de las mujeres es más fácil: variar la bolsa, ponerte en la cabeza una cinta o un sombrero divertido; otro día un collar largo, ¡hay tantos accesorios! Para mí son fundamentales. Yo sugiero tenerlos en un área donde sean visibles, y una vez que te pusiste esa prenda básica que te queda tan bien, mejorarla con un accesorio.

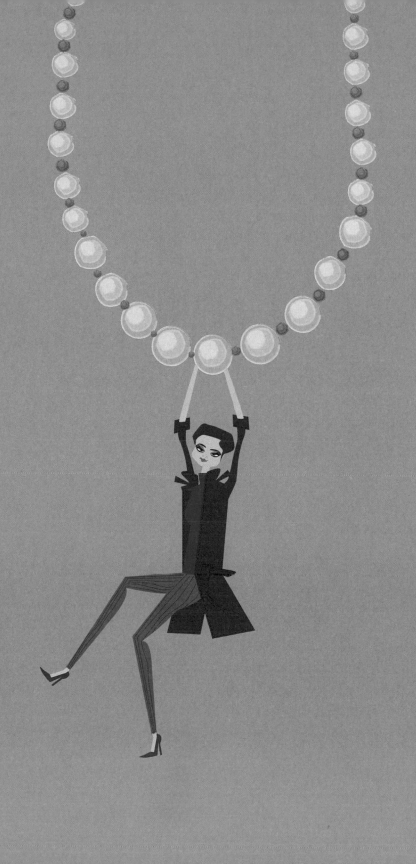

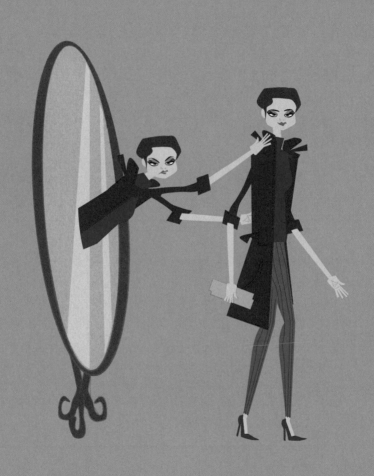

¿Cómo encontrar tu propio estilo?

Debes ser muy analítico, exigente contigo mismo. Mirarte mucho al espejo y ser crítico. No usar algo porque es la prenda *in* del momento, sino porque realmente te queda bien. Imitar un poco a la gente que tiene estilo es un buen camino porque pronto, gracias a la experimentación, descubrirás el tuyo propio. Tienes que escuchar esa voz interna que te dice si algo está bien o no.

¿Quiénes son iconos contemporáneos de estilo?

Me gustan muchas celebridades, como Jude Law, Angelina Jolie, Kate Moss, Tilda Swinton. Creo que son personas con una personalidad única y que visten de forma poco convencional, pero lo llevan estupendamente.

¿Cuál es tu estilo?

Me gusta mucho vestir de calle, de día. ¡Me fascina lo *sport*! Incluso cuando visto de noche me agrada, de pronto, poner un toque casual. Me fascinan la libertad y el desenfado.

¿Nunca te pondrías…?

Una minifalda. Un short sí. Nada demasiado ajustado que evidencie la figura o revele demasiado. Exhibir la desnudez no va conmigo, me gusta desnudarme cuando yo quiero.

¿Hay una o muchas elegancias?

Para mí, hay una sola. Es el saber estar, creo que la elegancia y el estilo van un poco de la mano.

¿La ropa te hace elegante?

Creo que no. Una persona elegante lleva igualmente bien Chanel, Purificación García o H&M. Pero a quien no es elegante, la ropa más cara le lucirá fatal.

Karl Lagerfeld dice que el concepto de elegancia hoy no es el mismo que el de hace 30 años. ¿Crees que ha ido cambiando el concepto en la actualidad?

Claro. Se va relajando y liberando. La elegancia de hoy tiene que ver más con una actitud despreocupada, es una chaqueta muy sofisticada puesta con unos jeans. Ya no tenemos que estar encorsetados o rígidos para ser elegantes, por fortuna. Éste es el concepto de elegancia contemporánea.

¿Será verdad que para ser elegante siempre has de estar atento a lo que pasa en tu entorno?

Seguro. Hay mucho trabajo por hacer. Debes tener los ojos y sentidos abiertos, porque si te vas rezagando te volverás rancio.

¿Para ser una persona bien vestida debes tener mucha ropa?

No, de ninguna manera. La ropa hay que reciclarla, tirarla, modificarla; tener un clóset básico, centrado, con tres cambios para todos los días y otros elementos de capricho que debes ir mezclando y modificando. Lo básico tiene que ser de calidad, para que pase la prueba del tiempo. Si quieres tener una chaqueta espectacular, costosa, piensa cuánto y cómo la usarás. Si vas a usarla mucho amortizarás la inversión que hiciste en ella. Piensa que una pieza de ropa que se "reinvente" durante muchas temporadas será siempre una buena compra.

Cuando la economía es un factor que juega en tu contra, ¿cómo comprar la ropa adecuada?

Con cautela e inteligencia. Hay que invertir en piezas versátiles. Si quieres darte un capricho y comprarte una prenda que sabes que no estará de moda en un año, no inviertas mucho en ella. El *vintage* y lo de segunda mano es también una opción interesante para renovar tu guardarropa sin dejarte en ello todos tus ahorros. Una persona con estilo puede comprar donde sea. El precio no está reñido con la elegancia.

5 TIPS PARA ENCONTRAR ESTILO, SEGÚN PURIFICACIÓN GARCÍA

1 Sé tú mismo. Déjate llevar por tu intuición.

2 Haz un repaso de armario. No vivas de recuerdos y recicla la ropa que ya no te pongas o ya no te queda. Eso dará espacio a nuevas prendas.

3 Cuando compres ropa nueva, analiza la vida que llevas. Si trabajas 80 por ciento y haces vida social 10 por ciento, tu guardarropa debe estar relacionado con esto. No puedes comprar sólo vestidos de coctel si no sales mucho o trajes sastre si no trabajas en una oficina. Antes de comprar esa chaqueta de lentejuelas espectacular, piensa si la vas a usar lo suficiente como para que valga la pena adquirirla. Debes ser coherente con tu estilo de vida para encontrar tu estilo personal.

4 Mira tus proporciones: analiza los largos que te van y las siluetas que te sientan mejor.

5 El lujo obvio no es sinónimo de elegancia. Usa las cosas porque te quedan bien, por su calidad o estética, no porque estén llenas de logos.

PARA GUSTOS SE HICIERON LOS COLORES

¿Tener estilo es tener buen gusto? Lo que para una persona es hermoso, para otra es feo, impráctico o hasta cómico. Hay personalidades que llevan sombreros exóticos, un maquillaje pronunciado o un atuendo antiguo y lucen bien. Otras quizá no arriesgan tanto y, sin embargo, se ven ridículas. "No hay mal gusto. No hay buen gusto. Sólo hay gusto o no lo hay", afirman Malcolm Levene y Kate Mayfield en su libro *10 Steps to Fashion Freedom* (10 pasos hacia la moda libre). Esos autores sostienen, con mucha razón, que quien tiene mal gusto no ha desarrollado un sentido de lo que es estéticamente. No conoce bien su físico, no toma en cuenta su edad ni sabe exaltar sus atributos. Además, descalifica su personalidad y estilo de vida, lo cual da como resultado una gran incoherencia entre lo que es esa persona y la ropa que lleva.

Algunos individuos visten de manera original. Su atuendo quizá no sea de tu gusto, pero funciona como un todo que integra a la persona con su ropa. También hay casos como el de la actriz Audrey Hepburn, cuyo estilo parece ser uno de los más apreciados. Pero eso no quiere decir que uno tenga menos gusto que el otro. Simplemente, Hepburn fue más conservadora, lo cual hace que su gusto sea más universal y fácil de entender.

MI REINO POR UNA MEJOR IMAGEN

¿Se puede comprar el estilo? Nunca. Un traje de Armani, unos zapatos de Gucci, un portafolio de Vuitton pueden ser parte de tu estilo, pero pretender que en sí mismos te den personalidad es un gran error. Cuando un hombre viste de Hugo Boss de pies a cabeza se ve políticamente correcto. Si usa su traje con una camiseta lisa y unos tenis de piel se verá con estilo. Del mismo modo, una mujer que lleva Chanel de arriba abajo lucirá rica y poderosa. Sin embargo, si se pone la chaqueta de su traje con

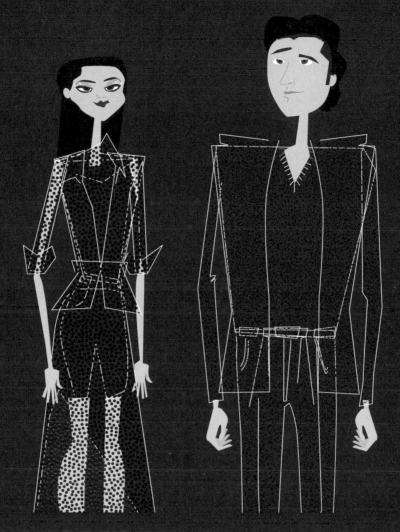

jeans, una camiseta y unos tacones altos de otra marca se verá
con estilo. Las opciones B de estos dos casos son más interesantes
y valiosas porque hablan de gente con personalidad, alma y
creatividad, no sólo con poder adquisitivo.

Al final, el estilo es un arma más para conseguir tus fines a la
hora de vestir. Descúbrelo, analízalo, conócelo y sácale partido
porque una vez que sabes cuáles son las cosas que mejor te sientan
y te favorecen más, será mucho más fácil que juegues con tu
ropa de tal forma que se vuelva esa herramienta que te ayuda a
conseguir todo lo que tienes en mente.

ATAJOS

SECRETOS PARA CONSEGUIR UN ESTILO

Rebeldía Son los rebeldes del mundo los que han logrado grandes cosas en todos los terrenos, y la ropa no es la excepción. Ahí está Coco Chanel, un ejemplo claro. Ella fue una mujer que se negó a seguir la corriente e implantó sus propias creencias acerca de qué debería ser la moda. Twiggy triunfó con el cabello corto cuando las mujeres lo llevaban largo, allá por los años sesenta. Pero, atención, la rebeldía tiene que venir del corazón, del convencimiento de ir en contra de algo con lo que no se está de acuerdo. Cuando se hace por pose o imitando a las masas que lo hacen, lo más probable es que tu decisión de contradicción sea algo pasajero y no te marque en lo personal.

Ve poco a poco Comienza haciendo combinaciones más atrevidas en tu vestimenta. Si usas traje, atrévete con colores diferentes de camisa y corbata, algo que no hayas usado antes. Cuando elijas un vestido, utiliza accesorios que lo hagan verse único: un cinturón o unos altísimos zapatos. Si eres más casual, incluye prendas especiales en tu guardarropa: un saco de terciopelo, una corbata con textura, unos jeans con aplicaciones, zapatos de color diferente al marrón y al negro. Las mujeres también pueden darse el lujo de aderezar su atuendo con un accesorio grande, una mascada, una chaqueta de satén o metálica. Pero, cuidado: incluye una sola de estas prendas en tu guardarropa común y corriente. Da un solo toque diverso a tu *look* y eso marcará la diferencia.

Sorprende Usa prendas de noche en el día y viceversa. Lleva un saco de esmoquin a una comida semiformal con una camisa y unos jeans. Haz cosas inesperadas. Un caso muy claro de una idea brillante fue cuando Sharon Stone asistió a la entrega de los premios Oscar con una suntuosa falda larga acompañada de una camiseta de Gap. Un giro inesperado que se volvió un hito en la historia de las mujeres con estilo. ¿Un hombre que haya hecho algo semejante? Daniel Day Lewis llevó un esmoquin estilo siglo XIX a otra ceremonia del Oscar cuando todos los otros señores llevaban atuendos de gala normales.

Experimenta Por más que hayas heredado el gen del estilo, nadie acertó a la primera vez que intentó usar algo diferente. Mucho menos los mortales que debemos aprenderlo a lo largo del camino. Haz pruebas, educa tu ojo para el color, para el estilo; pide siempre consejo de la gente que sabe más o tiene una imagen que te parece admirable. Recuerda que es poco a poco, primero un color diferente, luego mezcla texturas (lana con algodón, cuero con lana, lino con seda) y, finalmente, incluye piezas únicas, que te definan, que expresen quién eres.

SIGUE LA FLECHA

CAMINO HACIA TU ESTILO

El trayecto más fácil para comenzar tu ruta hacia la meta que te planteaste es buscar la imagen de las personas a las que admiras por su estilo. Pega las fotografías en un cartón o colócalas en un corcho y observa si hay un *look* que compartan. Si, por ejemplo, todas son un tanto bohemias, si son clásicas, si su imagen tiene elementos inusuales o hasta agresivos. Cuando todas las imágenes coincidan en estilo, ¡lotería!, has encontrado tu camino por seguir y demostrado ser muy definido. En cambio, cuando descubras que esas personas tienen *looks* que te interesan, pero que no se parecen entre sí, debes buscar una respuesta en tu meta final. El siguiente paso consiste en hojear revistas y extraer fotos para reforzar diferentes modalidades de ese *look*. Busca colores, texturas y proporciones que fortalezcan ese concepto que te llevará a hacerte de ese estilo.

Con esas imágenes en mente, visita un almacén y busca la ropa que corresponde a lo que elegiste. No importa si no vas a comprar. Se trata de entrenar tus ojos para identificar tu nuevo estilo. Cuando encuentres ese atuendo, pruébatelo. Siente la ropa, ensaya movimientos frente al espejo para saber si te acomodan las prendas y si estás proyectando la imagen que deseas. Este ejercicio culmina cuando tu yo interior puede reconocer y darle la bienvenida a tu yo exterior. Si eso no sucede, hay que volver a empezar hasta conseguirlo.

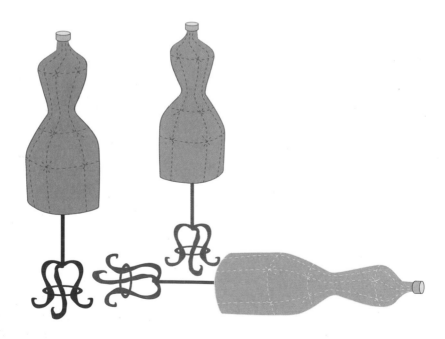

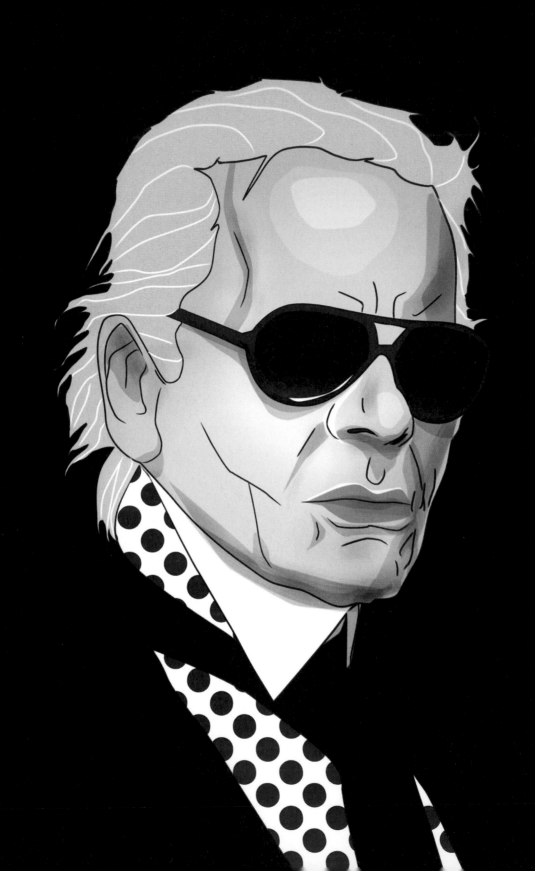

KARL LAGERFELD HABLA DE ESTILO

Uno de los diseñadores de moda más influyentes de los siglos XX y XXI, tomó las riendas de la casa Chanel en los ochenta y la convirtió en la gran referencia del lujo y la moda. Ha diseñado también para Chloé, Fendi y para su propia firma.

¿Qué es estilo para ti?
Es lo que hace a una persona diferente de la otra, su sello distintivo.

¿Crees que no tener estilo pueda convertirse en un impedimento social para una persona?
Por supuesto que el estilo puede ayudar. Pero lo más triste es que 95 por ciento de la gente no tiene necesidad alguna de tener "estilo". La palabra en sí misma no la usa o necesita una gran parte de la humanidad.

¿Crees que el estilo es algo con lo que naces o se puede aprender?
No hay reglas. El estilo no es un producto.

¿Con la elegancia sucede igual, no hay reglas o fórmulas?
El estilo y la elegancia no son siempre lo mismo. Un estilo original puede no ser elegante. Pero la elegancia siempre tendrá estilo, si no es muy complicado de entender.

¿Crees que el estilo tiene un poco de rebeldía, como con Chanel?
"Rebeldía" es una palabra extraña en nuestro mundo de estilo más moda. Chanel quería ser elegante y tener estilo, y así fue. Su idea de un enfoque más moderno de la moda fue lo que la hizo parecer rebelde, pero rápidamente se convirtió en un ejemplo establecido de elegancia y estilo. Incluso hasta cosas que ella odiaba, como la minifalda y los jeans, pueden ser elegantes si se llevan con estilo. Depende de quién los lleve.

Hay cientos de definiciones de elegancia; ¿cuál es la tuya?
Un *allure* natural que no tiene que ver con ropa ni con el nivel
económico de la persona.

¿Cómo se traduce la elegancia cuando se cambia de escenario?
La mujer elegante en un restaurante, ¿cómo puede seguir siéndolo
en un mercado o en un estadio de futbol?
Cuando eres una persona elegante, lo eres en cualquier
circunstancia. La verdadera elegancia no está sujeta a
convenciones o a estándares burgueses.

Edad, posición social, intelecto... ¿Será que intervienen estos
factores en la elegancia?
Pueden influir, pero una persona verdaderamente elegante no se
ve afectada por la edad ni por el estatus social.

¿La elegancia o estilo tiene que ver con lo que se lleva puesto?
Sólo con la forma en que se usa la ropa. No con la ropa misma.

La moda pasa, el estilo permanece. ¿Cómo puede una persona
tener la astucia de perseguir el estilo y no las modas pasajeras?
No diluyéndose en las épocas. Siempre he dicho que las personas
con verdadero estilo y elegancia pueden seguir la evolución de la
moda. Dentro de una época existe lo que puede quedarse como
atemporal, pero también está lo que debe cambiar.

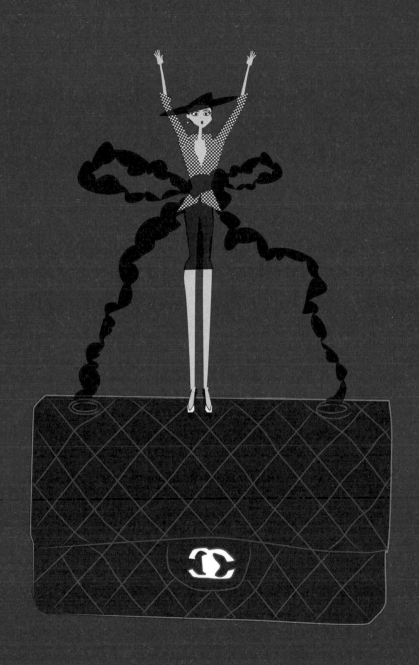

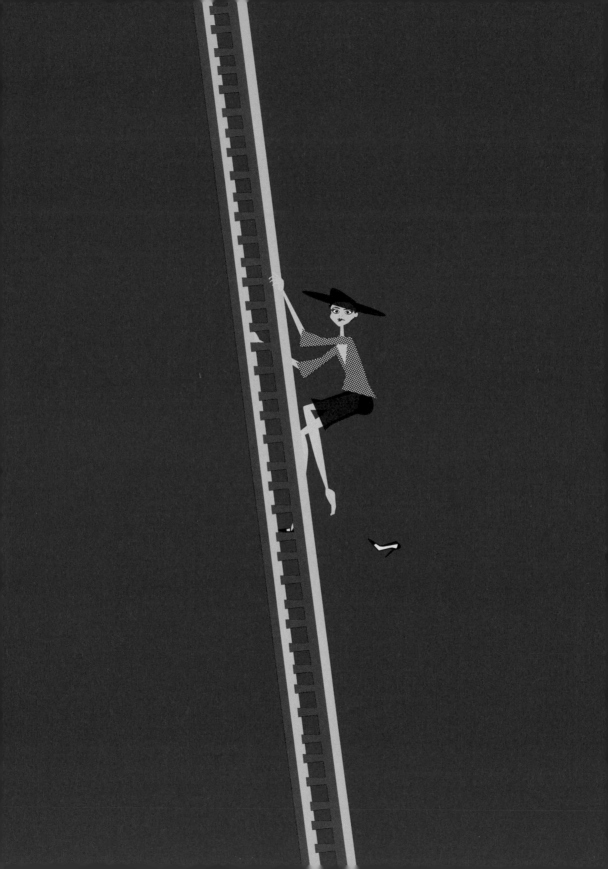

A una persona que quiere que la moda le sirva y no servir a la moda, ¿qué le recomendarías?

Siéntete libre. Usa lo que quieras. No hay reglas. Que no te importe lo que los demás puedan decir o pensar. Ten valentía en tu estilo y tu idea de elegancia. Bien o mal. Al final, ¿es bueno o malo ante los ojos de quién?

¿Cuál sería el primer paso para desarrollar el sentido del estilo?

No hay pasos, hay circunstancias, y el estilo debe desarrollarse naturalmente desde una base innata. No hay "trepador de estilo" como puede haber un "trepador social". La gente puede mejorar y el dinero puede ayudar, pero el dinero solo no es suficiente. Cuando dicen a una persona: "¡Tu estilo es maravilloso!" debe tomarse como un caso particular. La idea del estilo de otra persona no debe tener relación con el tuyo propio.

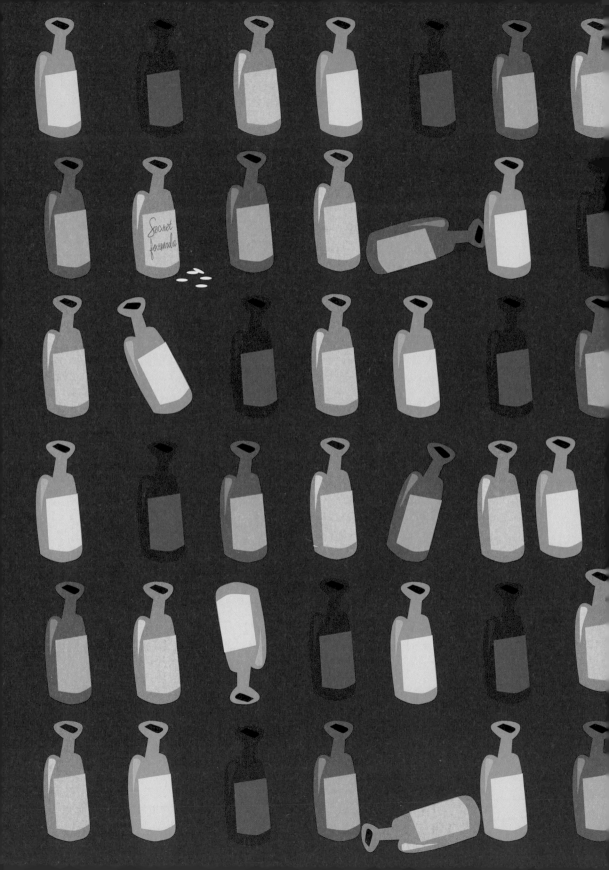

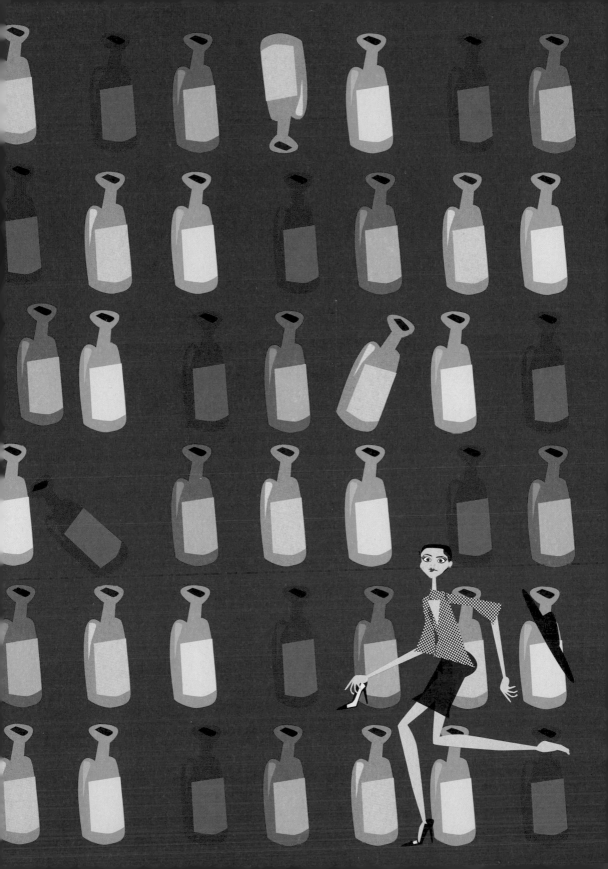

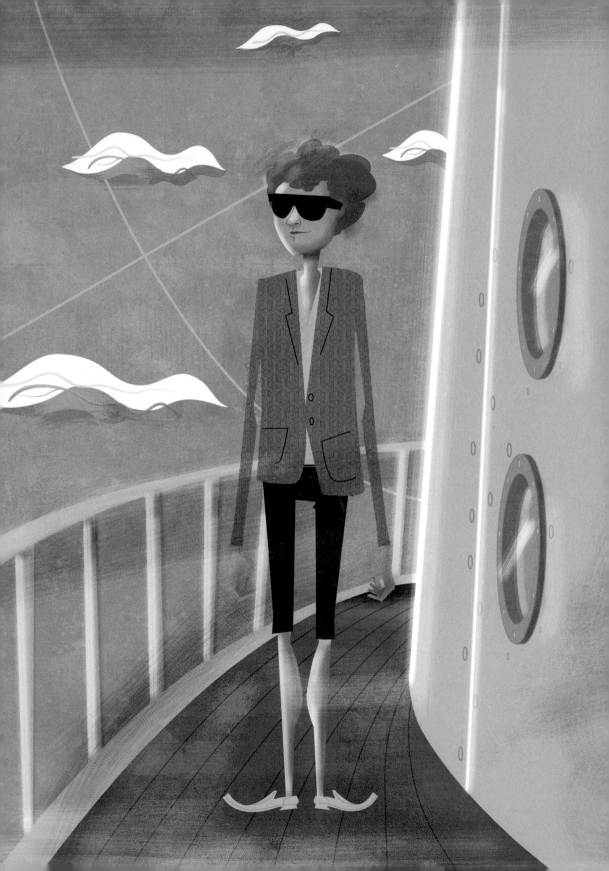

CAPÍTULO III

VESTIR ADECUADAMENTE

POR QUÉ Y PARA QUÉ TE VISTES

La ocasión adecuada Viktor & Rolf, Carolina Herrera, Giorgio Armani, Christian Lacroix y muchos otros diseñadores están de acuerdo en un concepto: la elegancia es saber estar. Reflexionemos un momento sobre esto que, a simple lectura, parece muy sencillo, pero lograrlo en la realidad es extremadamente difícil.

Un hombre o una mujer que "sabe estar" es aquel o aquella que se encuentra siempre a la altura de las circunstancias, de todas las ocasiones de su vida profesional y cotidiana. Después de todo, si todos los días de nuestra vida debemos vestirnos, ¿por qué no hacerlo bien? Esta pregunta podría calificarse como grosera, tonta y hasta reaccionaria, pero si la reflexionas tiene mucho sentido. Claro, la respuesta a esta cuestión implica otra pregunta: ¿cómo? ¡Para eso estamos aquí!

Primero hay que analizar lo siguiente: ¿por qué te vistes? Seguramente la respuesta más razonable que darás es que, a menos de que sea legal en tu país, no puedes ir desnudo por la calle. Sin embargo, piensa en el proceso mismo de este acto cotidiano. Hay tres diferentes estadios en este mero hecho.

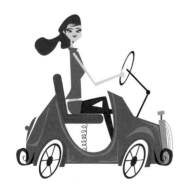 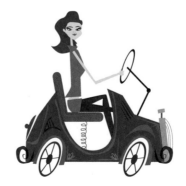 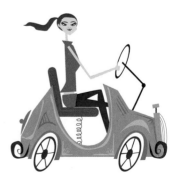

1. Nivel A Te vistes siempre por inercia, tomando lo primero que encuentras en tu clóset sin revisar lo que hay en él.

Si estás en esta primera fase, te vistes por no andar desnudo, pero lo cierto es que la ropa te importa poco. Seguramente la compras por necesidad y no por gusto, no te quedas mucho tiempo en las tiendas. Si ves una camisa que más o menos te parece bien, te compras varias del mismo modelo en diferentes colores. No te interesa enterarte de cuáles son las tendencias de moda, de lo que se usa ahora. No eres muy aventurero al escoger colores, y ya ni hablar de texturas y cortes. Después de bañarte, vas hasta el clóset a escoger unos jeans y una camiseta, un vestido oscuro o una camisa, un traje con una corbata que más o menos combinan, porque probablemente la familia de color sea la misma: grises o azules. Te vistes y sales a la calle luciendo prácticamente como todo el mundo.

2. Nivel B Planeas con suficiente anticipación lo que vas a ponerte en cada ocasión para favorecerte y estar a tono con tus actividades.

Sin duda, tienes una idea de cómo quieres verte. Entiendes un poco más de moda, te informas en revistas, das un vistazo de vez en cuando a las páginas web de tus marcas favoritas o quizás hasta ves alguna página especializada. También es muy probable que estés abierto a sugerencias, lo mismo de amigos que saben del tema que de los vendedores de las tiendas, que te sugieren combinaciones o prendas que tal vez no hubieras comprado por tu propio impulso.

En este nivel, te has dado cuenta de que hay dos temporadas al año y que lo que usas en primavera o verano no debes ponértelo en otoño e invierno, especialmente cuando hay materiales muy privativos de una temporada; por ejemplo, no usarías lino en el frío o lana y *cashmere* en el calor. Aunque parece una obviedad, hay mucha gente que no lo tiene claro y, lejos de sentirse cómoda

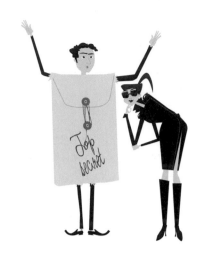

con lo que lleva puesto, su ropa es un martirio constante. Si ya
has aprendido estas sutiles reglas de qué llevar en determinadas
ocasiones, vas en el buen camino a la evolución de tu forma de
vestir. En este caso, tu clóset es más armónico y hasta un poco más
aventurero. Posees prendas como tu base que vas mezclando de
acuerdo con la temporada y hasta con las tendencias de moda.

3. Nivel C El acto de vestirte es un placer, una celebración
cotidiana, llena de creatividad.

Si estás en este nivel, ¡felicidades!, porque si aún no has conquistado
un estilo propio estás muy cerca de hacerlo: al menos, ya tienes
el impulso y el deseo. En este caso, has cubierto tus necesidades
básicas de vestir y lo que haces es ir poco a poco aumentando tu
guardarropa con prendas más originales y únicas. Sabes qué usar
en cada ocasión y lo haces de acuerdo con la situación y lugar en
que te encuentras. Estás consciente de que no hay que llevar un
esmoquin o un vestido escotado a una cita de trabajo ni unos jeans
a una cena de etiqueta. En dicho estadio del vestir, juegas con el
efecto de lo que puede causar en la gente lo que te pones. Estás al
tanto de que con un traje formal, con una corbata de buen diseño,
podrás tener una imagen más poderosa en una reunión de trabajo;
igualmente, identificas que con una camiseta justa (si tienes la figura
para llevarla) y un buen saco puedes lucir sexy y elegante para ir a

una cena informal o a tomar una copa y, ¿por qué no?, hasta para una noche de conquista amorosa.

ESCENARIOS

Dónde vestir qué Saber estar: la clave de la elegancia. Qué fácil suena, ¿no? Pero no es sencillo lograrlo. Todos los grandes diseñadores de la moda están de acuerdo en este punto. Armani dijo que una mujer elegante es aquella que atraviesa un mercado sin suscitar comentarios vulgares. El escenario es el lugar en el que vas a funcionar, por lo que es fundamental analizarlo para saber qué ropa necesitarás. Imagina esto: en la película *La guerra de las galaxias* de pronto aparece Luke Skywalker con unos shorts y una camisa hawaiana. Y la princesa Leia con una minifalda y un top tejido de croché. O al revés, imagina una película de adolescentes, como *High School Musical* o *Hanna Montana*, donde alguna de las protagonistas vista como María Antonieta, la reina de Francia. Obviamente, son imágenes chocantes y fuera de lugar. No es que un vestido largo y de época o una camisa florcada estén mal, simplemente no se encuentran en el lugar correcto. Chanel decía que ver a una bailarina en un escenario era glorioso, pero si la transportaras así vestida a la calle se vería ridícula. Por esta misma razón, no hay que llevar vestidos de noche a la oficina, botas largas y una gorra de lana a la playa o sandalias de plástico a una cena formal.

VESTIR PARA MATAR O PARA VIVIR

La ropa y su contexto Fíjate en las personalidades públicas que tienen una buena imagen. Políticos, actores, empresarios. ¿Cuándo se les critica? Cuando van mal vestidos, es decir, cuando no están a la altura de las circunstancias. Audrey Hepburn, por ejemplo, se convirtió en icono de estilo porque siempre lucía espectacular, sin importar la actividad o el lugar en el que estuviera. En una situación casual llevaba sus famosas mallas con suéteres enormes y sus zapatos de piso de Ferragamo. Para noche y gala, sus vestidos eran siempre de quitar el aliento. Un icono masculino de estilo contemporáneo es George Clooney, quien asiste a las alfombras rojas impecable, con originales y elegantes atuendos de gala, y en su vida cotidiana sabe mezclar perfectamente el estilo *sport* con prendas sastreadas que le dan un aire elegante, de estar bien vestido siempre.

Las ocasiones en el vestir pueden dividirse prácticamente en dos: formales e informales. Sin embargo, dentro de cada una de estas dos acepciones hay muchos matices, que son los que pueden causarnos problemas a la hora de elegir un atuendo. Veamos cuáles son las diferentes variante de cada estilo.

LA ELEGANCIA SE IMPONE

FORMAL

Esta categoría es quizá la que más preocupa porque, básicamente, es la que tiene que ver con tu imagen pública. Vistes de modo formal para que tu grupo social o laboral te vea. Los siguientes son los matices o variaciones del vestir formal.

Formal de oficina

A pesar de que las reglas pueden variar mucho de acuerdo con la compañía, hay una serie de lineamientos que deben observarse en este renglón. Normalmente, el código exige trajes completos, acompañados de camisa y corbata, para los hombres; blusa o suéter para las mujeres. Empresas con ambientes más relajados permiten el uso de sacos *sport* (es el que se compra por separado, sin pantalones a juego) con pantalones de vestir. Hay sitios que incluso no exigen corbata ni saco o trajes sastre para las chicas, con lo que estaríamos hablando de un estilo más casual, pero que también imponen ciertas reglas que veremos en la sección de vestir de modo informal.

Para la oficina, hay que utilizar prendas en matices neutrales: negros, azules, grises, marrones o en climas calurosos hasta beiges o caquis. Donde se puede ser imaginativo es en las camisas y corbatas, blusas y suéteres accesorizados, que debes elegir con más imaginación. Aquí puedes usar matices de las tendencias de temporada para reflejar tu personalidad y estilo.

Si estás usando dos piezas separadas coordinadas (saco y pantalón o falda), recuerda que las combinaciones pueden hacerse de dos formas: contrastadas o en armonía de tonos. Por ejemplo, un pantalón gris perla con un saco azul marino es el mejor modelo

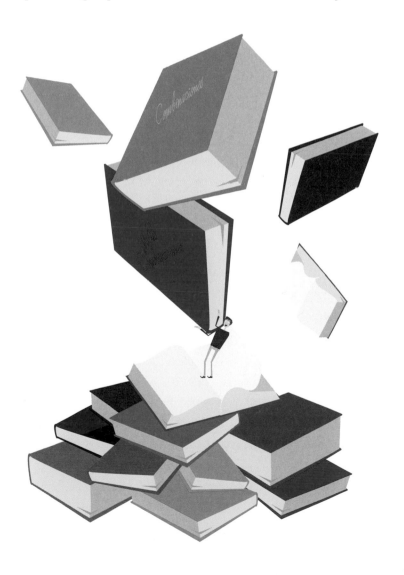

del contraste, y un pantalón gris con un saco negro o carbón es una buena idea para armonizar colores.

Formal de negocios

En este caso, estamos hablando del *top* en la escala del vestir de modo formal. Aquí, el código pide trajes en colores oscuros, camisas claras y corbatas más serias. Si la reunión o la circunstancia permite ir sin corbata, recuerda sólo desabrochar un botón de la camisa, dos máximo. Un traje sastre oscuro con una blusa o suéter, lo mismo que un vestido sobrio acompañado por un accesorio femenino y zapatos altos son recomendables.

Para los hombres, una pregunta fundamental es cómo y cuándo llevar corbata. Simple: de acuerdo con tu actividad y costumbres. Si eres financiero, economista o directivo de empresa no puedes prescindir de ella. Sin embargo, si eres arquitecto, mercadotécnico o realizas una actividad más creativa es factible que puedas dejar la corbata en casa.

Formal-social

Hay otras actividades que requieren también de cierta etiqueta en el vestir. Si bien cada vez son menos los restaurantes que exigen saco y corbata para entrar, sí hay ciertas reglas que debes observar cuando asistes a un lugar fuera del ámbito de la oficina. He aquí algunas situaciones posibles.

> **Comida o cena de trabajo** Llevar vestido, falda o pantalón es correcto, siempre que luzca elegante. Elegir una blusa de satén de seda o un detalle de pedrería puede funcionar perfectamente para que un atuendo de día se convierta en uno formal. Los hombres deben usar saco y corbata si la ocasión lo

requiere, ya sea en un restaurante o en una casa. Recuerda que tu forma de vestir es una manera de halagar a tus anfitriones: si te vistes elegante, les harás saber que aprecias su esfuerzo y respondes del mismo modo.

Comida o cena de festejo Si eres invitado por un amigo a festejar alguna ocasión especial, como un cumpleaños o un aniversario, el código de vestir puede relajarse, pero siempre debes poner atención a lo que llevas por deferencia a tu anfitrión. Puedes usar un saco de material más imaginativo, con más textura y hasta con un color variado, de acuerdo con tu personalidad; por ejemplo, uno de terciopelo en invierno o uno de satén o lino en verano acompañado de unos pantalones casuales o unos jeans (según la circunstancia y ocasión). Pero justamente éstas son las situaciones donde puedes ser más creativo para vestir y hallar nuevas posibilidades de ser elegante de una manera más atrevida, con colores y texturas que no usarías para tu vida cotidiana.

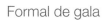

Formal de gala

Ésta es la regla por observar cuando la ocasión requiere el modo de vestir formal o de gala. Normalmente se pide en eventos como bodas, premiaciones, *premières* o festejos de empresas. Si la invitación dice etiqueta rigurosa (*black tie*, en inglés), las mujeres deben llevar vestido largo y los hombres, esmoquin. Si la opción es formal solamente, requiere traje oscuro y una camisa de vestir con corbata. A ellas les vendrá bien usar un vestido de coctel o un conjunto de pantalones con una elegante chaqueta aderezada con accesorios llamativos.

INFORMAL

Éste es el modo en el que regularmente puedes vestir fuera de cualquier actividad laboral. Sin embargo, la moda se ha relajado de tal forma que hoy mucha gente puede ir a trabajar vestida de manera casual, por lo que este estilo se ha reglamentado poco.

Informal de oficina

Normalmente, este estilo informal consiste en llevar pantalones casuales y camisa o suéter, quizás acompañados de un saco. Las mujeres suelen ponerse pantalones más relajados, usar sus vestidos o faldas con zapatos cómodos y accesorios más casuales. Sin embargo, las posibilidades y estilos son tantos que aquí las reglas salen sobrando. ¿Cómo ir a trabajar? Simple: limpio y bien presentado. Si en tu trabajo te permiten ir con jeans, evita los deslavados o rotos. Que tus camisas o blusas sean discretas y bien planchadas. Elimina estampados demasiado extravagantes. Si vas con camiseta, procura que no se vea demasiado vieja y sin forma ni parezca ropa interior.

Viernes casual

No caigas en la trampa de que puedes lucir "como si ya fuera sábado" porque el código de vestimenta lleva este nombre. Estás en el trabajo y, por lo tanto, todos te juzgarán por cómo vas vestido. Relajar tu atuendo de jueves a viernes significa seguir viéndote presentable. Las mujeres con una falda o un pantalón de mezclilla en lugar de paño, quizás, y una blusa bonita o camiseta en buen estado. Los zapatos suelen ser de piso, para mayor comodidad. Los chicos sacan sus caquis o jeans y los combinan con camisas de algodón ligeramente más coloridas, polos y suéteres. Usan mocasines o zapatos con suelas de goma, pero siempre con calcetines.

CUÁNDO SE USA...

Chaqué: en una boda, cuando eres el novio o familiar de éste. Como invitado, no debes ponértelo.

Vestido blanco: lo puedes usar en una boda sólo si eres la novia. De otro modo, únicamente es indicado para situaciones como desayunos o comidas y otros eventos de día principalmente.

Esmoquin creativo: se ha puesto de moda usar el esmoquin o *tuxedo* de formas más modernas. Si es para una ocasión laboral, llévalo con corbata de moño o larga negra, como ya se permite. Si es para una fiesta personal, puedes variar más y jugar con corbatas o sacos con brillo, incluso con trajes de color. Un esmoquin con saco azul marino o vino es moderno; uno con saco plateado o metálico es como de show de Las Vegas, y el saco blanco puede hacer que te confundan con un mesero.

Vestido de pedrería o lentejuelas: a pesar de que cada vez es más permitido brillar durante el día, incluso en contextos informales, la regla general es que estos vestidos se deben usar en situaciones muy formales que ocurren durante la noche.

Traje blanco: en un festejo en la playa o en la ciudad, pero en verano o para una cena informal en un lugar exterior, como un jardín o terraza. ¿Para la oficina? En un viernes casual también es posible.

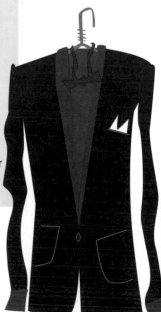

Abrigo o saco de pieles: la regla número uno para que ese zorro o mink que tienes en tu clóset no te haga lucir ridícula, fuera de lugar o como nueva rica es usándolo cuando el clima sea realmente frío y de preferencia en una ocasión formal.

Informal de fin de semana

Los jeans y los caquis son como el uniforme oficial. Acompañados de una camisa de algodón holgada, una camiseta y tenis o zapatos de piso son casi el uniforme de la libertad. Es en este momento cuando puedes echar mano de prendas más imaginativas, colores, estampados. Si vives en un lugar cálido, ponte sandalias, sin calcetines ni medias (tus pies deben lucir bien cuidados, claro está). Los shorts y las bermudas no están permitidos en todos los restaurantes, por lo que debes verificar si hay alguna regla al respecto.

Informal-social

Se aplica para las ocasiones fuera del horario laboral que son relajadas, pero que requieren cierta pulcritud. Por ejemplo, una comida con amigos o una salida a beber una copa: unos jeans con zapatos de vestir y un saco son ideales si llevas debajo una camisa o blusa casual o una camiseta, si es más tu estilo. Incluso puedes jugar con opciones más atrevidas, como un traje formal con un suéter, camiseta y hasta tenis. Ellas pueden darse el lujo de sacar sus prendas distintivas, las faldas atrevidas y dejar un poco más de piel a la vista. La silueta puede ser divertida, osada y elegante.

Informal de noche

Es como nos vestimos normalmente para salir a un club o a cenar en una actitud casual. Ésta es justamente la ocasión en la que podemos ser más atrevidos: camisas, blusas, trajes y vestidos con brillo, textura, colores llamativos, zapatos metálicos... Cualquier cosa que esté en tendencia y sea llamativa. De acuerdo con tu personalidad, puedes llegar tan lejos como lo permita tu seguridad. Si eres más serio, un toque de brillo o color será suficiente. Si eres más osado, una prenda o dos en este estilo serán ideales. Sólo recuerda no exagerar para no irte al terreno del disfraz. Si llevas un atuendo con textura brillante, tus zapatos deben ser discretos. Con una camisa o camiseta muy extravagante, lo demás debe ser moderado. En el equilibrio está la clave del buen gusto.

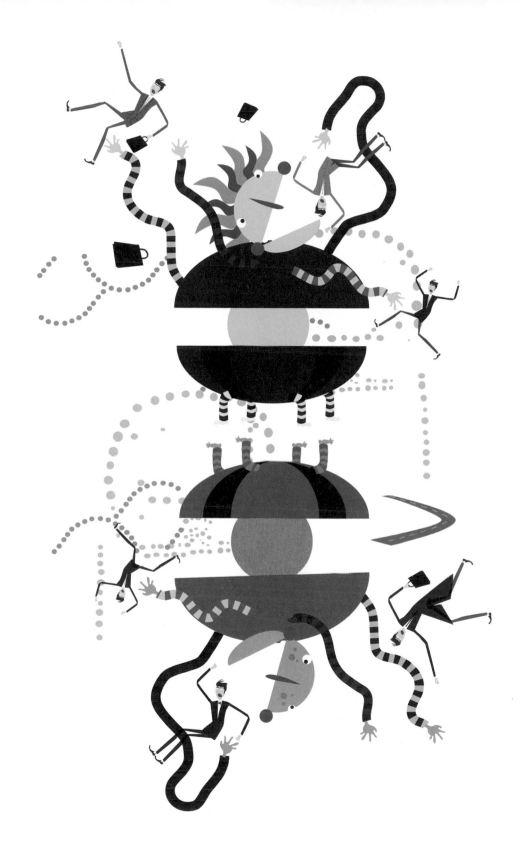

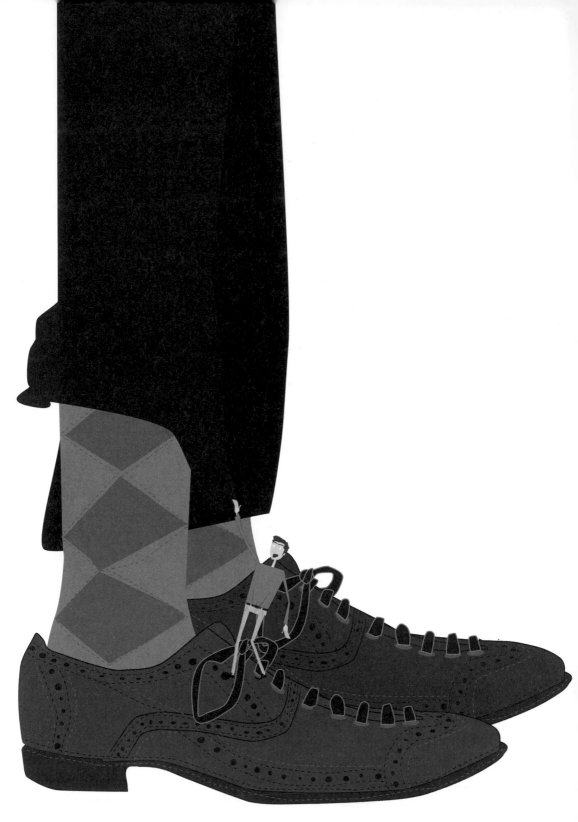

DESALIÑADO O EXCESIVAMENTE FORMAL

¿Cómo presentarte? Cuando comienzas a poner atención en la ropa que usas, algunas de las grandes preocupaciones que te asaltarán son: ¿hasta dónde puedo llegar? ¿Cuáles son los límites? ¿Me veré menos elegante (*underdressed*) o excesivamente arreglado (*overdressed*)? ¿Qué se espera de mí en ese lugar determinado?

Es posible evitar caer en estos dos extremos del vestir de una manera muy simple: observando las reglas que hemos dado en este capítulo. Si conoces el lugar y la circunstancia para la que te estás vistiendo, será difícil que sobrepases los límites. Un ejemplo: no te pondrías para una ocasión informal, como un sábado en la mañana, un traje oscuro de una reunión formal de trabajo. Si te mantienes en el límite de lo permisible siempre habrá remedio a un traspié. Si te presentas con corbata a una cena de trabajo y al llegar te das cuenta de que nadie la lleva, siempre podrás quitártela y guardarla. Sin embargo, si no la llevas y los demás la tienen puesta será complicado que encuentres una en ese momento. En estos casos, siempre será mejor pasarse hacia más que hacia menos. Pero cuidado: ir a la misma cena con un vestido largo o un esmoquin hará que parezca que te equivocaste de fiesta. Nunca hay que exagerar.

Ahora, la regla de oro: si no sabes, pregunta. Si tienes duda de qué usar, consulta a tus compañeros de trabajo con más experiencia o haz un sondeo para saber más o menos qué usará el resto de los invitados o convocados a tu cita. Otra cosa importante es ir, poco a poco, educando tu sentido de la etiqueta y estética. Por ejemplo, si un amigo te invita a su casa, ten la cortesía de ir correctamente vestido y pulcro. Si hay un evento de trabajo durante el día, no vayas de frac o vestido de lentejuela porque te verás cursi. Si vas a un evento de noche que requiere vestimenta formal, no asistas con tu ropa de oficina porque darás a entender a quien te invitó que su fiesta no te merece ningún respeto. Piensa a dónde y a qué vas y luego selecciona tu atuendo. Esto evitará que te vistas de menos o de más.

¿QUÉ SIGNIFICA?

CÓMO DESCIFRAR EL CÓDIGO DE VESTIMENTA DE LAS INVITACIONES

El código de vestimenta de un evento normalmente se especifica en la invitación, sobre todo cuando la fiesta requiere que la gente vista de una forma determinada. Antaño, los códigos eran muy simples: etiqueta, formal, semiformal o casual. Esto es siempre una guía que ayuda a saber qué ponerse y no desentonar en un evento. Sin embargo, hoy los códigos se han diversificado de tal forma que muchas veces nos cuesta trabajo descifrar qué nos quieren decir. En seguida encontrarás algunos de los más frecuentes y lo que significan.

Formal Los hombres visten de traje y corbata; las mujeres deben ir de vestido corto y zapatos altos.

Formal de noche Los hombres van de traje oscuro preferentemente y corbata; las mujeres, de vestido corto, pero de coctel, es decir, más de fiesta, ya sea por la tela o por su ornamentación.

Formal de playa Los hombres pueden llevar trajes de lino o algodón en colores claros y zapatos sin calcetines. No es necesaria la corbata. Ellas, vestidos cortos o largos en seda, chifón o algodón. Si es un traje sastre, debe ser en un material natural como lino o algodón.

Etiqueta o gala Los hombres van de esmoquin y las mujeres deben llevar vestido largo.

Etiqueta creativa El término puede variar a imaginativa o divertida, pero al final es lo mismo: vestir con ropa de noche, no clásica. Los hombres pueden llevar esmoquin con sacos brillantes, corbatas texturizadas o siluetas más excéntricas. Las mujeres pueden atreverse a usar prendas extravagantes, mostrar más piel, aplicarse un maquillaje dramático y hacerse peinados elaborados y ornamentados.

Casual divertido (algunas veces lleva el anglicismo _fun_) Este término es normalmente lo que pone en aprietos a la gente que no está familiarizada con la moda. En estos casos, hay que dejar volar la imaginación, pero con medida. Por ejemplo, los hombres pueden llevar sacos brillantes, texturizados, con camisetas o prendas extravagantes, como zapatos o tenis de color, haciendo combinaciones más excéntricas. Incluso pueden usarse unos jeans y una camisa bordada o brillante, simplemente. Sólo recuerda que la elección de prendas ha de ser acorde con tu estilo y personalidad. ¿Cómo saber si estás yendo demasiado lejos? Simple: si la prenda que vas a llevar a la fiesta no te la vas a volver a poner nunca es que estás haciéndolo. Si puedes usarla de nuevo en otra circunstancia es que va más con tu personalidad. Con las mujeres es lo mismo: vestidos atractivos, mallones sensuales, accesorios o joyería fuera de lo común, pero sin caer en el disfraz.

Casual Los hombres pueden ir sin saco ni corbata. Las mujeres, menos formales, con pantalones, vestidos vaporosos y hasta con zapatos de piso. Tenis en ninguno de los casos.

Casual de playa Los chicos deben llevar pantalones claros, una camisa lisa o estampada e incluso sandalias, pero nunca de plástico, sino de piel. Las mujeres pueden llevar vestidos sueltos tipo caftán, shorts y blusones. El calzado es de piso, para facilitar su andar sobre la arena.

Casual chic Éste y otros términos por el estilo confunden hasta a los expertos. Lo que significa es que debes llevar ropa cómoda, en buen estado, desde luego, pero que destaque tu gusto por la moda. Los jeans, camisetas y tenis no entran en esta categoría. Las mujeres pueden sacar ese vestido coqueto y coordinarlo con unos zapatos cómodos. Los hombres deben optar por pantalones un poco más relajados y darle a la camisa o camiseta el papel estelar en su atuendo.

Otros tantos Los publirrelacionistas se sienten muy originales al convocar a una fiesta e inventarse el código de vestimenta. Hemos visto desde código *fashionista* hasta sugerencias sobre los colores que uno debe ponerse. Aquí el secreto es desmenuzar la información que tenemos: quién nos invita –si es una revista, por ejemplo, se espera que vayas vestido en el estilo que la distingue–, dónde será el evento, la hora de la cita y quién más está convocado. Con estas pistas, no será difícil que puedas deducir la forma adecuada en que debes asistir.

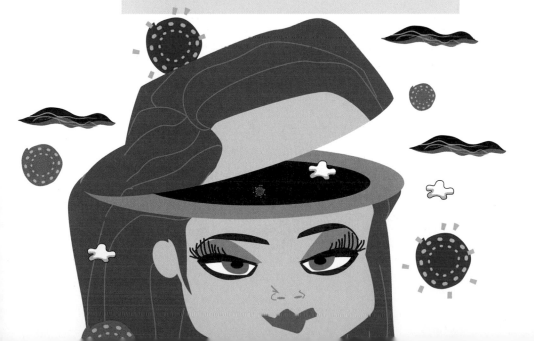

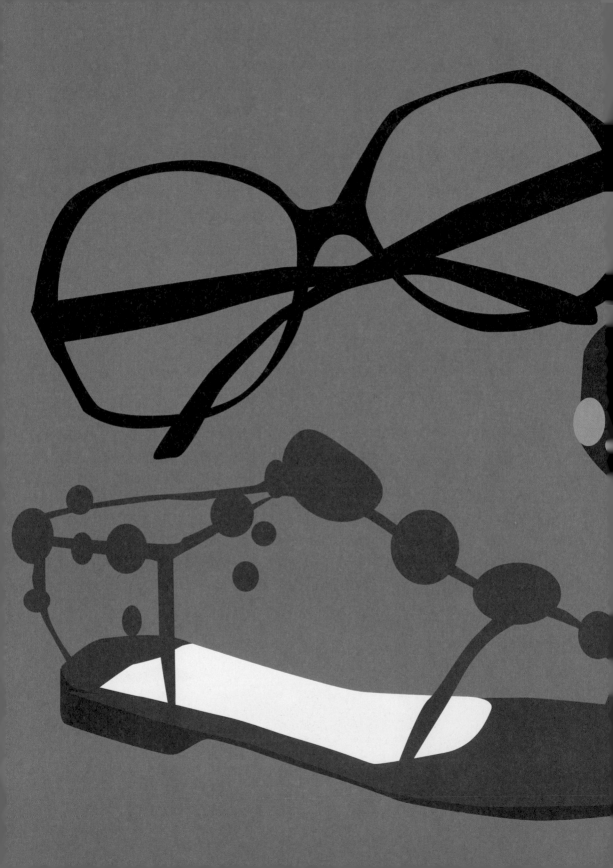

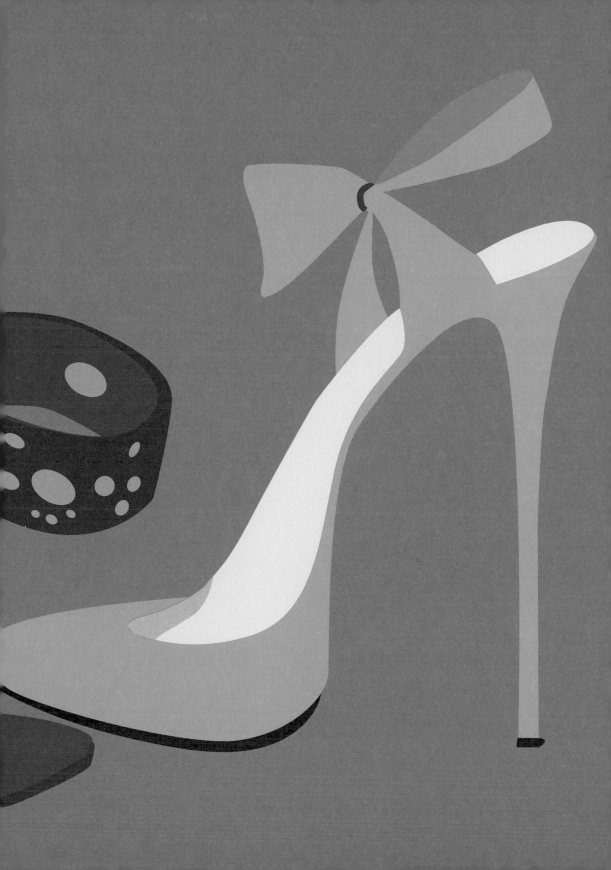

CAPÍTULO IV

SIGNIFICADO DE LA ROPA

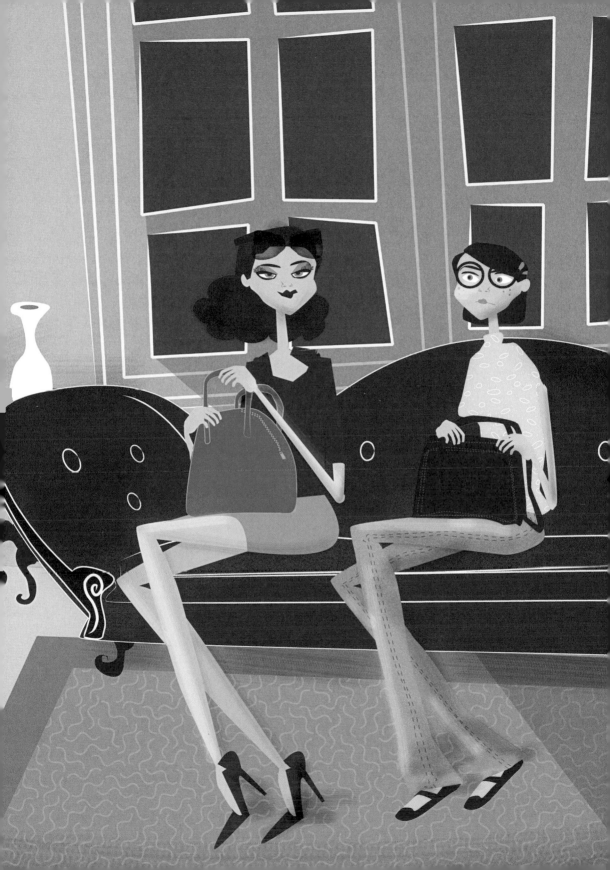

CÓDIGOS DE ESTILO

Signos y reglas para comprender el mensaje de la ropa

Si dos mujeres estuvieran en la antesala esperando ser llamadas para una entrevista, ya que compiten por el puesto de editora de moda en una revista femenina, y una de ellas fuera vestida con una blusa de manta, un suéter grueso de puntadas anchas con textura deslavada, unos pantalones de mezclilla pardos y un par de tenis, mientras que la otra llevara una blusa de seda, coordinada con una falda lápiz, un saco de *tweed* y unas plataformas descomunales de la última colección de algún diseñador, ¿quién crees que les parecería más apta para el puesto? Sin duda, la segunda, pero no es por las prendas de firma ni lo que se gastó en ellas, sino porque su atuendo muestra que ella predica con el ejemplo. Dicho de otra forma, ella es capaz de hacer lo que para sus posibles lectoras es un arte: ensamblar prendas de diferentes marcas para crear un *look* impactante. Asimismo, si la revista es de lujo, con mayor razón será un acierto presentarse a la entrevista luciendo prendas que correspondan a las tendencias vigentes, que serán materia de las páginas de esa publicación.

Además de la importancia que pueda tener el conjunto de las prendas elegidas para una ocasión específica hay que tomar en cuenta las telas y los colores que se van a usar. Una chaqueta de *tweed* puede ser tan chic como una de lino, sólo que la primera debe usarse en un clima frío en tanto que la segunda es apropiada sólo en primavera o verano. De la misma forma, un saco amarillo puede ser indicado para un clima caluroso y durante el otoño-invierno el tono debe oscurecerse hasta llegar a ser un oro, mostaza u ocre.

En este capítulo podrás encontrar el mensaje que representa cada prenda y el material y color que corresponde a cada necesidad. Así, sabrás armar el atuendo perfecto que te lleve a tu meta.

Prenda	Comunica	Propia para
VESTIDO	Feminidad. Según el estilo, podría ser muy sensual o hacerte parecer frágil.	Un contexto en el que puedas expresar tu lado femenino. Ciertos estilos pueden verse muy bien en el trabajo, pero no deben ser excesivamente reveladores nunca.
IMPERMEABLE	La combinación perfecta entre elegancia y misterio. Si es de buena calidad, no importa lo que haya abajo.	Para usar en exteriores. De preferencia, cuando amenaza la lluvia.
SACO	Masculinidad y, como los hombres dominaron el mundo laboral, suele interpretarse como sinónimo de poder. Con una falda lápiz o unos pantalones pitillo puede ser extremadamente sexy.	Un trabajo en el que se compite con hombres. En un evento casual da una elegancia despreocupada.

Mujeres

Prenda	Comunica	Propia para
SUÉTER	Comodidad y relajamiento. Incluso puede parecer desaliñado. El tejido puede dar la impresión de haber sido confeccionado en casa, por lo que es menos rígido que un saco y también mucho más casual. Cuando es de un material como el *cashmere* comunica lujo.	Luce menos ejecutivo y más propio para estar en casa, desempeñar una labor informal o con necesidad de movimiento.
PANTALÓN	Comodidad y masculinidad. Suele ser una prenda sobria. Esta pieza, adoptada del guardarropa masculino, se interpreta como audaz y menos femenina.	Es apto para toda actividad que requiera comodidad u ocultar algo tan atractivo como las piernas.
JEANS	Comodidad y relajamiento. Unos pantalones de mezclilla bien cuidados pueden dar una sensación de que hay estilo sin perder elegancia. Si los jeans son deslavados o desgastados pueden lucir de casuales a desaliñados.	Excelentes para estar en casa, usar el fin de semana, durante las vacaciones o en ambientes laborales relajados o durante el viernes informal.

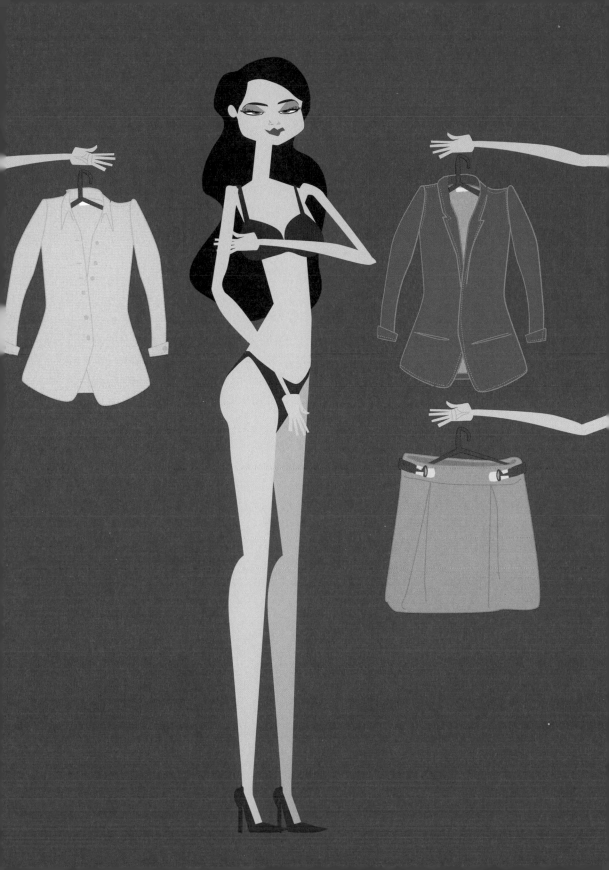

Prenda	Comunica	Propia para
FALDA	Feminidad. Al igual que el vestido, puede restar autoridad, pero, a cambio, puede agregar suavidad y sensualidad al atuendo.	Situaciones donde la mujer se siente cómoda mostrando sin prejuicios el poder de su feminidad.
CAMISA	Masculinidad. Por ser una prenda de hombre, tiende a verse más discreta e incluso poderosa. La blanca representa más autoridad.	La oficina o un sitio donde se requiera cierta sobriedad, como la Corte o una presentación laboral.
BLUSA	Feminidad. Cuando tiene una tela sedosa, estampado u ornamentación, puede ser una prenda femenina y hasta sensual.	Es más formal que una camiseta y más femenina que una camisa. En telas opacas puede ser una prenda ideal para el trabajo y con más ornamentación es propia para eventos más formales o de tipo social.

Prenda	Comunica	Propia para
CAMISETA	Estilo casual y relajado. Armani sugiere accesorizarla con brazaletes de diamantes para lucir superchic.	Ideal para relajar un atuendo ejecutivo. Combinar con jeans para obtener un *look* despreocupado.
CHALECO	Masculinidad. Esta prenda es típica en el guardarropa masculino, por lo que suele dar rigidez a un atuendo.	Si es parte de un traje, puede lucir formal y masculino.
ZAPATOS DE TACÓN	Feminidad y sensualidad. Además de estilizar la figura, agregan altura e inyectan coquetería a un atuendo. Los tacones son una declaración de que la mujer que los usa disfruta del sexo. También denota que esa persona no realiza trabajos pesados.	Para cualquier ocasión en la que se pueda caminar sobre tacones sin cansarse, romperse una pierna o estropear los zapatos.
ZAPATILLAS DE PISO	Comodidad; si el estilo es demasiado casual puede dar la impresión de que eres desaliñada.	Fantásticas para caminar o relajarse. Para un trabajo que requiere actividad física o en el que la formalidad o elegancia no son determinantes.

Mujeres

Prenda	Comunica	Propia para
SANDALIAS	Si son de tacón, pueden ser sumamente sensuales; si son bajas, entonces se convierten en un accesorio muy casual. Pero, atención, en ambos casos se requiere que los pies estén bien cuidados.	Cuando son altas y de tiras, son ideales para eventos más formales, aunque se aceptan en la oficina. Las sandalias de piso resultan indicadas para el fin de semana, las vacaciones, la casa y demás situaciones relajadas, no en el trabajo.
BOTAS	Al ser accesorios para cubrir del frío, este calzado en un estilo formal, en cuero, puede lucir muy sofisticado. En su versión ecuestre se vuelven más casuales o deportivas.	Climas fríos o lluviosos. Con tacón son estupendas para llevar con falda, pantalón formal o jeans. En su versión sin tacón son más propias para un ambiente relajado. Las de goma son exclusivamente para caminar bajo la lluvia.
TENIS	La comodidad es prioridad. Actitud despreocupada.	Antes usados exclusivamente para hacer ejercicio. Aptos para eventos casuales o con exigencia de trabajo físico.

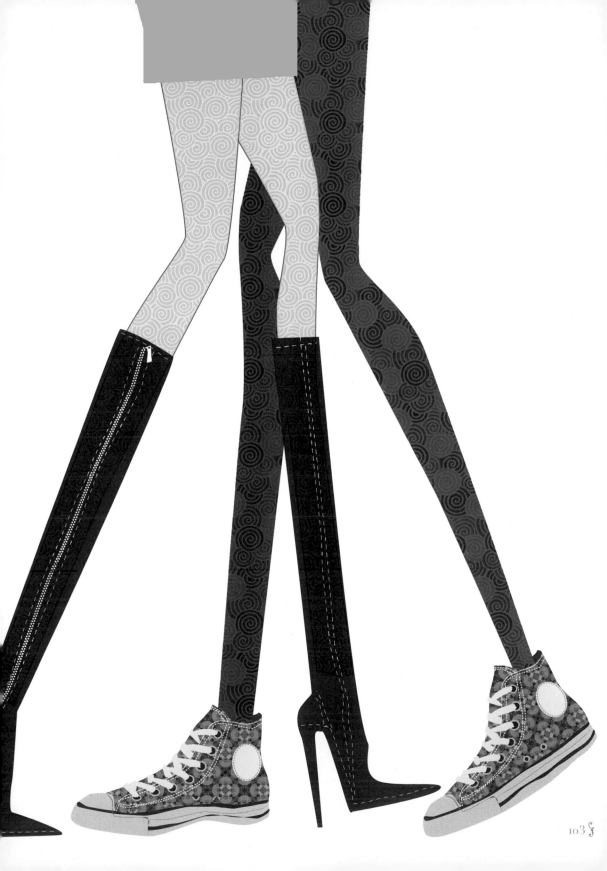

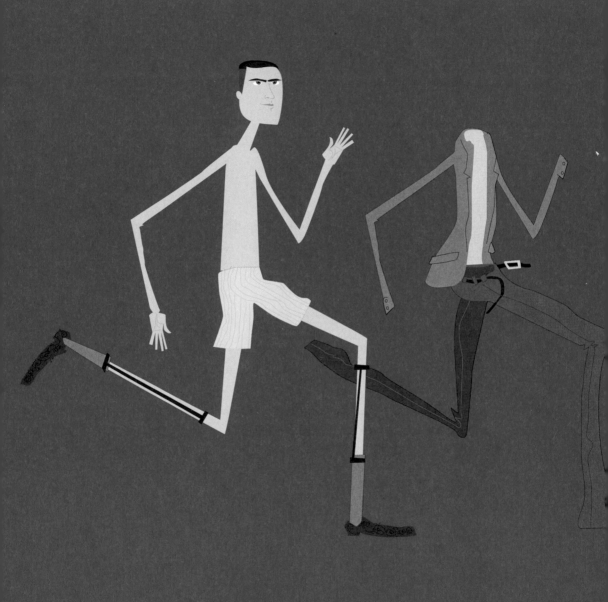

Hombres

Igual que en el terreno femenino, las prendas que usas son elocuentes, pero como tienes menos, su forma también dice mucho de quien las porta. No es lo mismo un pantalón *sport* que uno de vestir.

Prenda	Comunica	Propia para
TRAJE	Proyecta poder, formalidad. Es el uniforme corporativo por excelencia.	Es para el trabajo o situaciones formales, como comidas de negocios. Se usa también para acontecimientos que requieren formalidad; una boda, por ejemplo. Con camisa y corbata es elegante. Sin corbata es menos solemne, y con una camiseta o suéter es moderno y juvenil para ambientes de trabajo más relajados o modernos.
CAMISA	Proyecta masculinidad, formalidad y madurez.	Se usa según el estilo y corte, si es lisa o de estampados geométricos. Con manga larga es perfecta para usar con saco. Si tiene estampados llamativos y corte menos estructurado es informal y debe llevarse sola. La de manga corta es completamente *sport*.

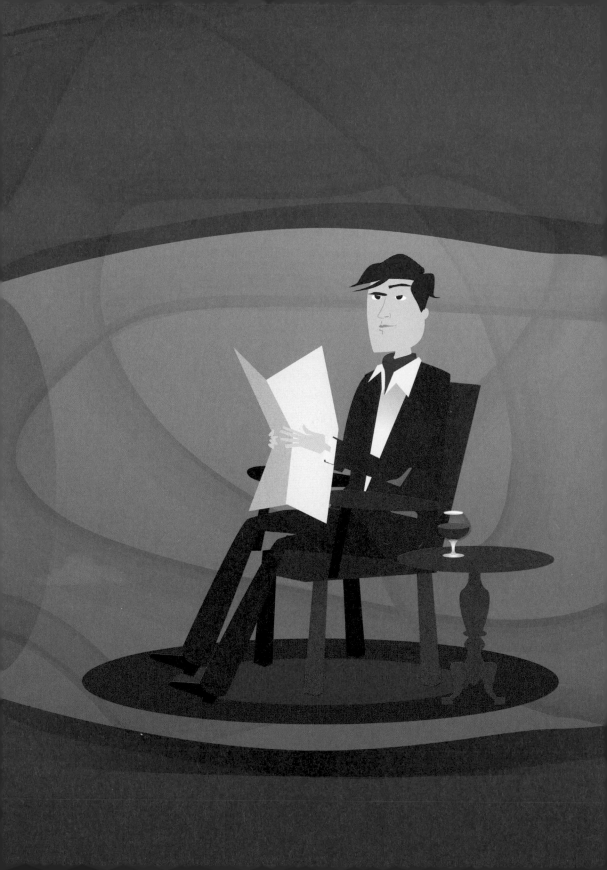

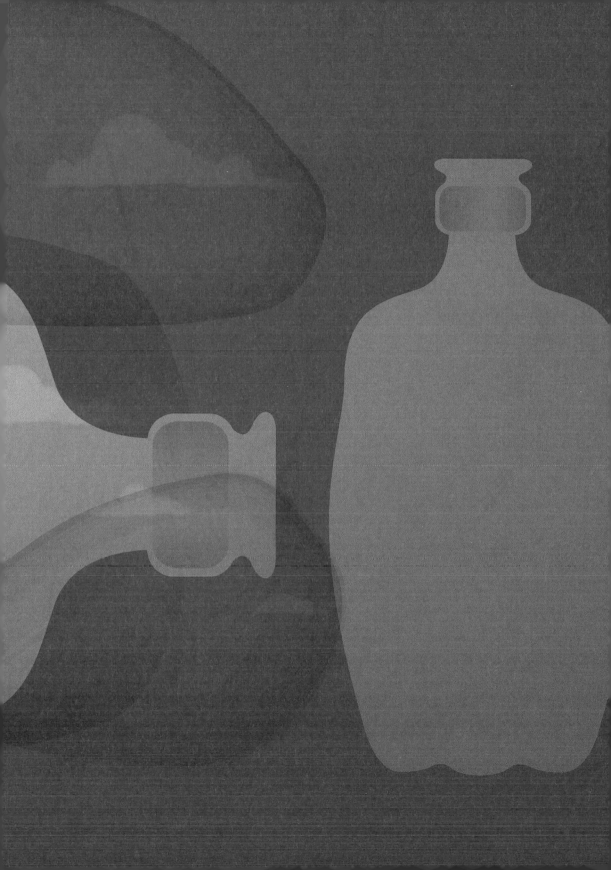

Hombres

Prenda	Comunica	Propia para
CORBATA	Es la imagen más referencial de lo formal. Impone, invita al respeto.	Se pone sobre una camisa de vestir. Ha de ser fina, de seda, para verse elegante. Se lleva con traje o saco *sport* para *looks* formales. La de moño es principalmente para vestir de gala.
SACO *SPORT*	Proyecta elegancia sutil, menos formal.	Se usa para casi cualquier situación, desde laboral hasta personal. Puesto con pantalón formal, camisa y corbata da una imagen ejecutiva más "de diario". El saco *sport* con una camisa sin corbata, un suéter o hasta una camiseta es perfecto para un viernes casual o el fin de semana.

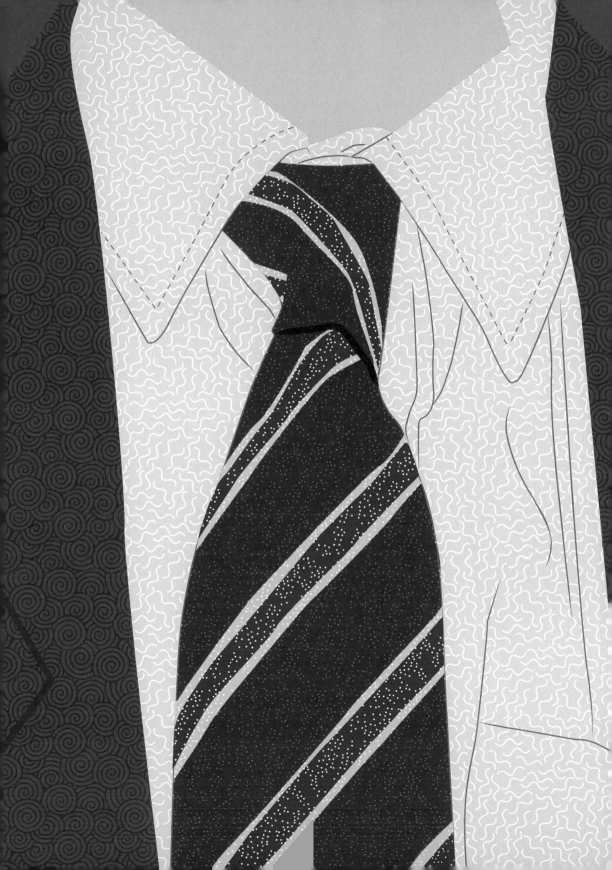

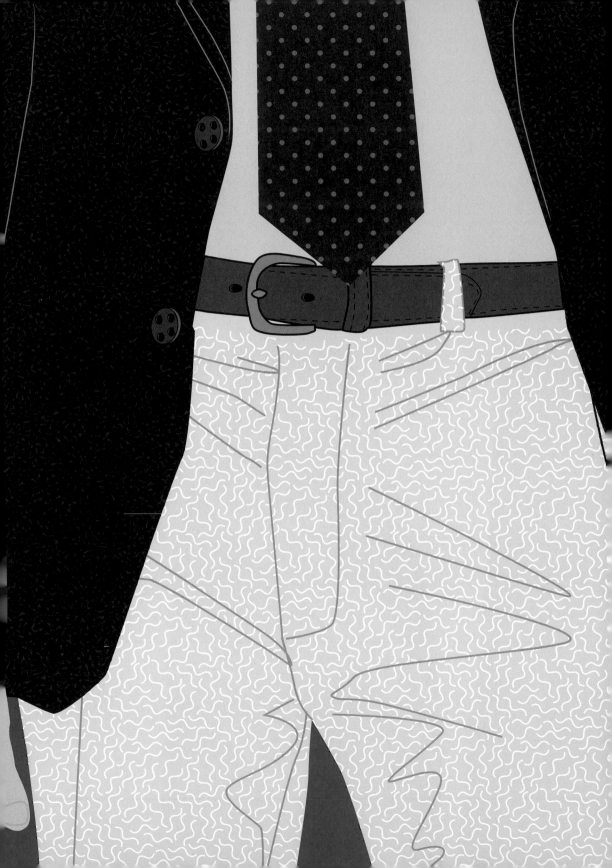

Prenda	Comunica	Propia para
PANTALONES	Son la prenda masculina por antonomasia, ¡no hay nada que los supla!	Los formales, hechos de lana, casimir o algodón, son la pareja ideal de un saco o camisa para ir al trabajo. Los tipo caquis —hechos de algodón— son para actividades más relajadas, ya sea para el fin de semana o bien para trabajar en ambientes menos estrictos.
CAMISETA	Juventud y desparpajo.	Básicamente es para usarse en situaciones informales, ya sea con jeans, caquis o shorts. Si quieres llevarla con saco, entonces es preferible que sea lisa.
JEANS	Relajamiento absoluto.	Se valen en situaciones informales: fin de semana, playa, campo, etcétera. Para trabajar es ideal si el empleo que tienes lo requiere o si tu ámbito profesional lo permite.

Hombres

Prenda	Comunica	Propia para
ZAPATOS DE VESTIR	Dicen quién eres, hablan de tu personalidad de forma elocuente. Poder.	Uso en actitud formal o semiformal. Los zapatos bostonianos con agujetas o los derby cerrados estilizados (tipo Gucci) son ideales para llevarse con traje o pantalón semiformal. Con jeans se ven modernos y elegantes.
MOCASINES	Reflejan suavidad, una imagen menos "seria".	Se usan en ocasiones más casuales, con jeans, caquis y shorts. Hay una variación del mocasín, más estilizado y alargado (estilo Gucci), que se puede llevar con traje perfectamente.
ZAPATOS DEPORTIVOS	Proyectan suavidad e informalidad.	Los zapatos deportivos son aquéllos con suela de goma. Son un híbrido entre zapatos de vestir y tenis. Se usan en cualquier situación que no requiera verse formal.

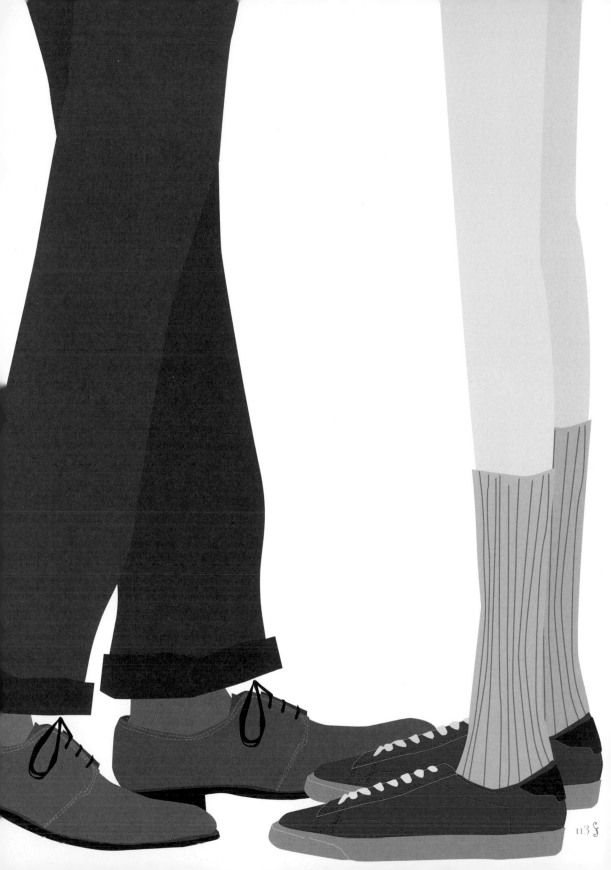

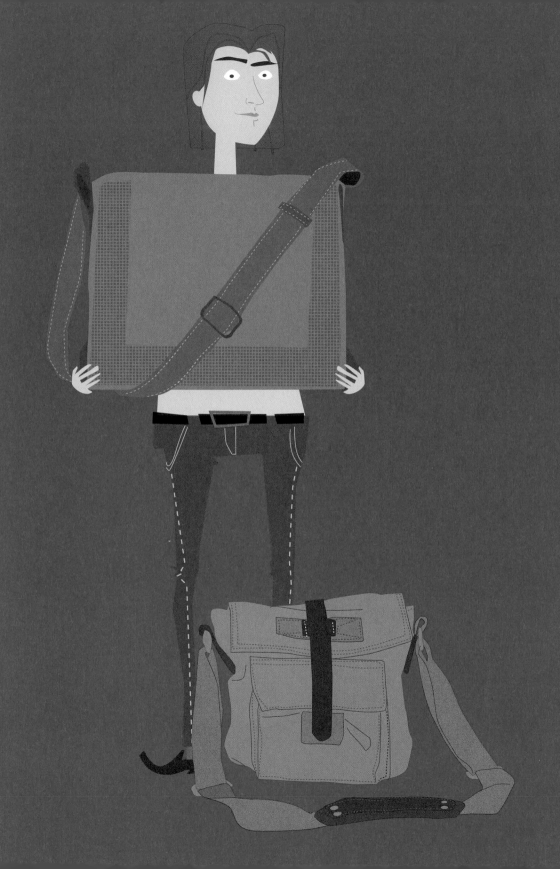

Prenda	Comunica	Propia para
TENIS	Juventud y modernidad.	Son los compañeros inseparables de los jeans e ideales en toda situación casual. Nunca los uses con traje completo, a menos de que seas estrella de rock. ¿Con jeans y saco? Por supuesto, si tu edad y profesión lo permiten.
SANDALIAS	Frescura y relajamiento. Dan un toque casual.	Últimamente se han puesto muy de moda. Si son de cuero, pueden usarse en situaciones semicasuales, como una comida de fin de semana o un paseo en la ciudad. Si son de hule, su uso es privativo para la playa o la piscina.
MOCHILAS Y BOLSAS	Tendencia y juventud. Una personalidad a la moda.	Se pusieron de moda en los años noventa y hoy son como el oxígeno. Sirven para llevar la computadora, documentos y artículos personales, pero de forma más moderna. Las hay de tipo mensajero (para un estilo más casual), mochila (muy *sport*) y tipo maletín-bolso para una actitud más formal o ejecutiva.

TACTO, PESO Y ASPECTO

Telas para cada estación

El uso de las telas es tan importante como el color o la silueta misma. Cada material por su grosor, textura, caída, temperatura y capacidad de ventilación va a ser más apto para una temperatura u otra. Ésta es una guía para que conozcas las posibilidades de acuerdo con la temporada y el clima en los que te encuentres.

Primavera-verano	Otoño-invierno
Seda	Seda
Seda salvaje	Lana
Ramie	Algodón
Lino	Rayón
Algodón	*Cashmere*
Rayón	Alpaca
	Cuero
	Piel

Nota *El cuerpo transpira naturalmente y una tela puede producir cierta ventilación. El poliéster es un material que no lo permite y, para colmo, es frío cuando la temperatura es baja y genera calor cuando es alta. Por eso, no resulta del todo funcional en el guardarropa.*

DALE COLOR A TU ATUENDO

Lo que dicen los colores de ti Se afirma que una mujer vestida de rojo es francamente apasionada, en tanto que una que lleva rosa deja saber que sus sentimientos son moderados o incluso infantiles. Descubre los mensajes que cada tono delata de tu personalidad.

Blanco: pureza, limpieza y delicadeza. No cualquiera puede usar prendas blancas, pues requieren mucho mantenimiento.

Negro: misterio, autoridad, sofisticación, seriedad, duelo y deseo de pasar inadvertido.

Beige: tranquilidad y sencillez.

Gris: timidez, falta de decisión y confusión. Cuando es un gris plateado, representa deseos de lujo. El gris Oxford, por su cercanía con el negro, da un mensaje de seriedad.

Azul: tranquilidad, confianza y tendencia a querer pertenecer, de ahí su uso en uniformes.

Verde: naturaleza, sencillez, frescura, especialmente si tiene una buena carga de azul.

Rojo: pasión, agresión, decisión y deseos de sobresalir.

Naranja: frescura y desparpajo.

Rosa: delicadeza, dulzura infantil y energía amistosa, mas de ninguna manera pasional.

Amarillo: felicidad, relajamiento y soltura.

Café: humildad, aburrimiento o solidez.

Morado: lujo, ostentación, ambición y atrevimiento.

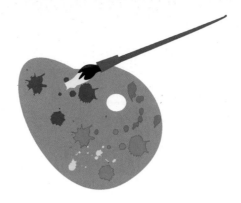

MUY A TONO

Colores básicos

Cada temporada, las tendencias de moda dictan una paleta de colores actualizada. No obstante, siempre habrá tonos que predominen y encajen perfectamente con todo tipo de clima.

Primavera-verano

Neutros: blanco, hueso, negro, marrón, beige y gris oscuro o claro.

Cítricos: verde, anaranjado y amarillo.

Primarios: amarillo, rojo y azul.

Terrosos: verde militar, caqui, arena, ocre y café.

Otoño-invierno

Neutros: blanco invierno (*off-white*), hueso, negro y marrón, así como gris claro y oscuro.

Piedras preciosas: zafiro, esmeralda, rubí y amatista.

Navideños: rojo, oro y verde pino.

Quemados: vino, coñac, berenjena y aceituna.

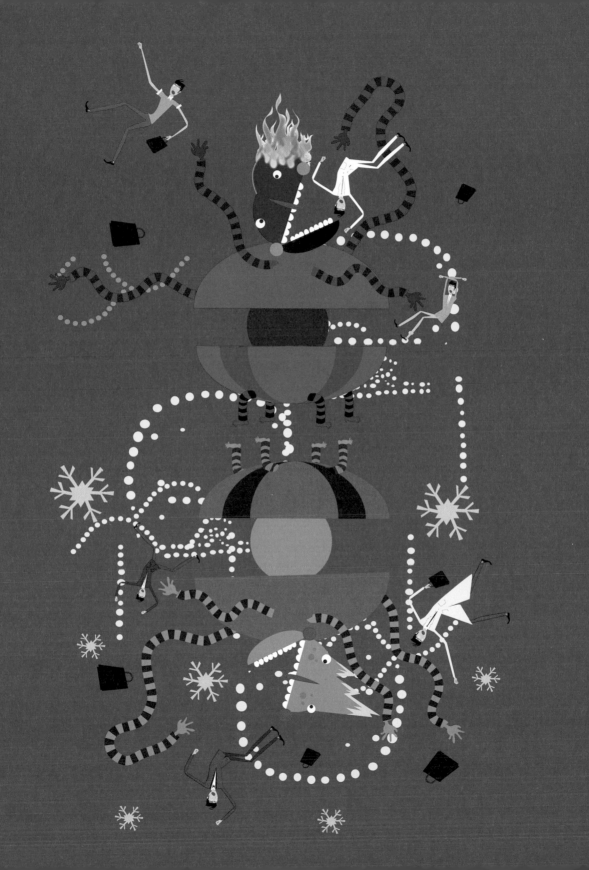

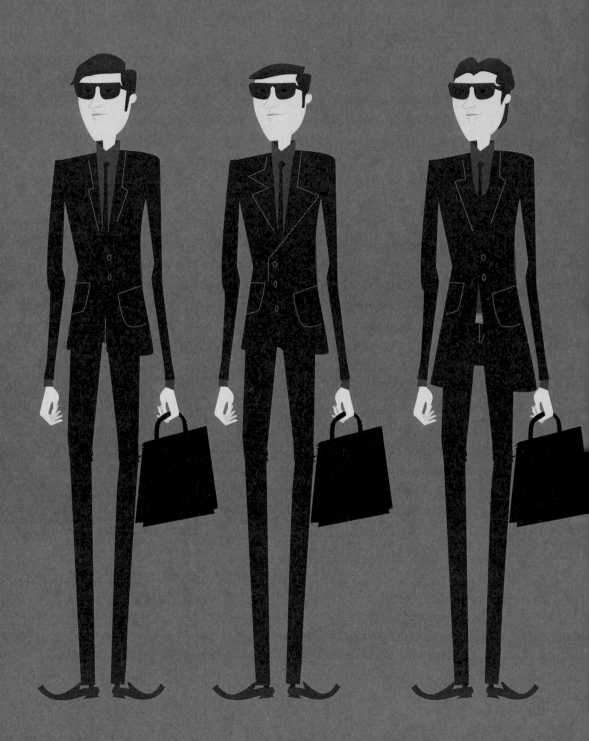

GRAN ENIGMA

La contradicción del negro

Este tono presenta una gran ambivalencia. Por un lado, se tiende a pensar que es el color más elegante, sensual y favorecedor. Bien decía Christian Dior que se puede usar todo el tiempo, a cualquier edad y casi en toda ocasión. Por el otro, se ha convertido en el gran uniforme, es el comodín para los perezosos que no quieren dedicarle tiempo a su vestimenta o para los miedosos que no se atreven a experimentar con el color. Ciertamente, es una elección buena para un básico: el vestido o traje que te llevará a cualquier parte, el par de zapatos cotidiano o el abrigo caro en el que quieres invertir para usar muchas temporadas. Sin embargo, abusar del negro significa utilizar la paleta de colores a su mínima dimensión.

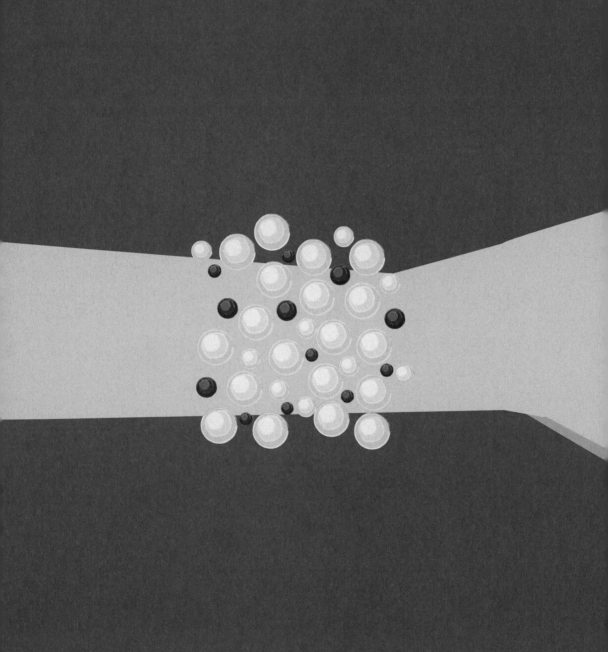

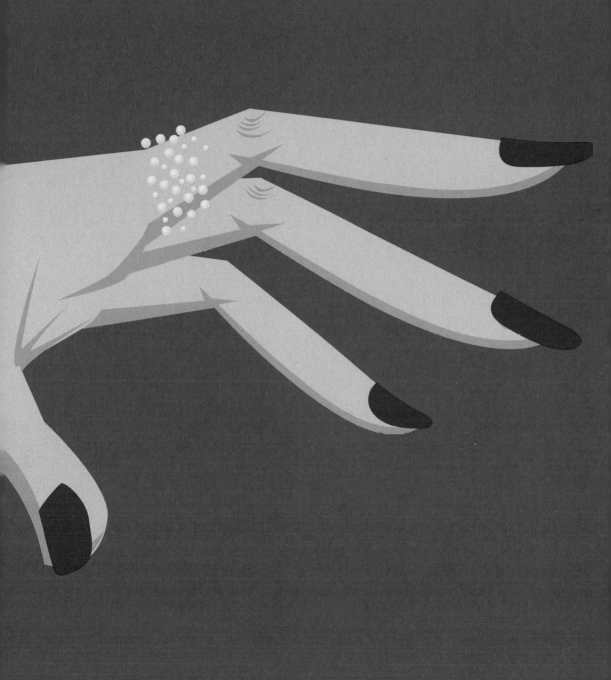

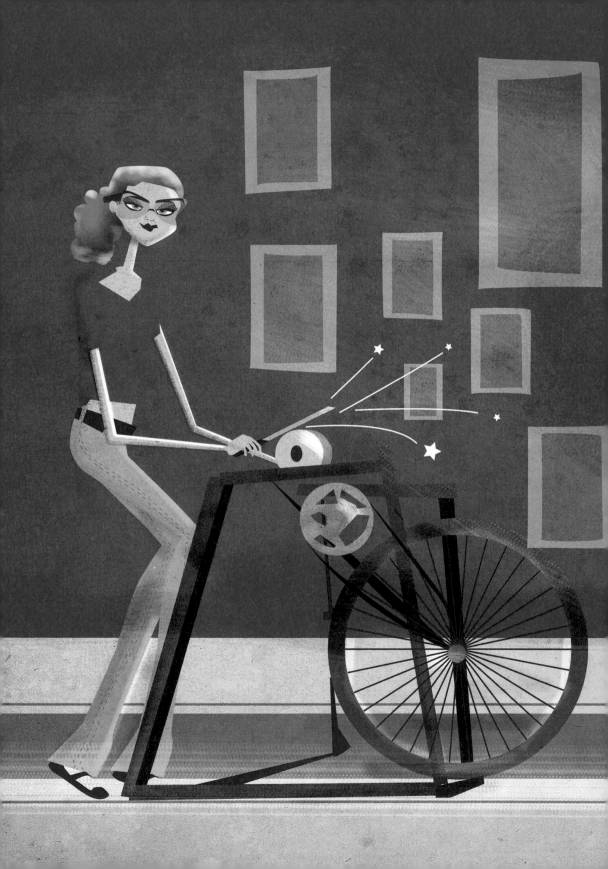

CAPÍTULO V

AFINAR EL GUARDARROPA

LA HISTORIA DE TU VIDA

Lo que hay en tu clóset Por increíble que parezca, la ropa que cuelga en tu armario es como tu biografía. Ahí están los atuendos que consideraste acertados, ya sea porque te sentiste muy bien con ellos, arrancaron estimulantes elogios o tuviste una experiencia inolvidable cuando los llevabas puestos. También habrá alguna prenda nueva que jamás te atreviste a usar o que nunca tuviste oportunidad de ponerte. Desde luego, no faltarán quienes tengan algo en una talla más grande o más chica, guardado con el deseo de que algún día les quede perfecto. Incluso, tal vez encuentres algo que, sin importar la marca o calidad, simplemente no se te antoja ponerte porque te trae malos recuerdos o ya no refleja tu personalidad.

Sophie Woodward, autora del libro *Why Women Wear What They Wear* (Por qué las mujeres usan lo que usan), realizó una investigación en la cual trabajó con varias mujeres analizando su guardarropa y lo que cada prenda hacía ahí. Concluyó que hay un promedio de 12.2 por ciento del contenido de un clóset que está ahí sin usarse, pero esta cifra se eleva en algunos casos hasta 40 por ciento. Hay muchos factores que influyen en que estas personas no puedan desprenderse de su ropa. En algunos casos, las entrevistadas, de 19 años en adelante, la guardaban por los recuerdos que les evocaba. Algunas prendas que les fueron regaladas se convirtieron también en la parte inactiva del clóset, lo mismo que la mercancía que fue seleccionada para ocasiones imaginarias que nunca se hicieron realidad.

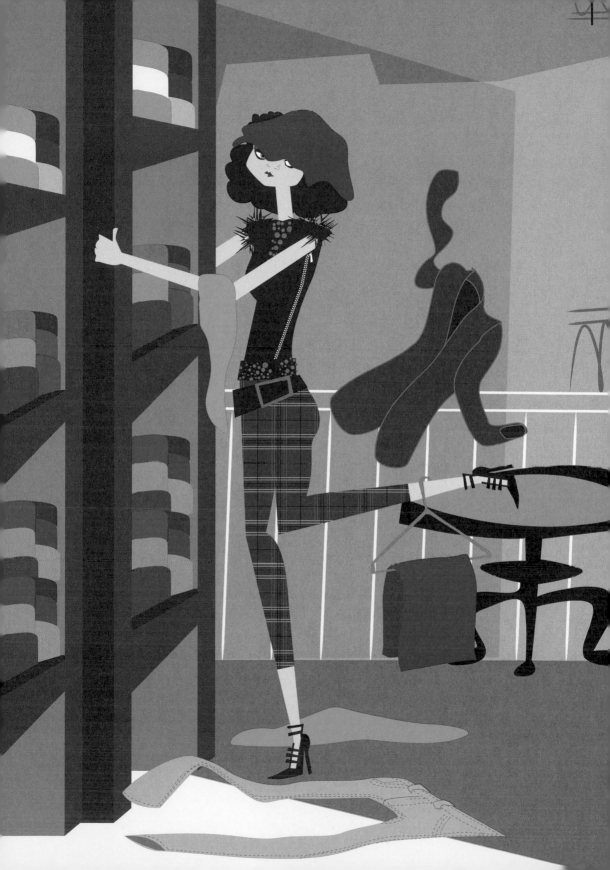

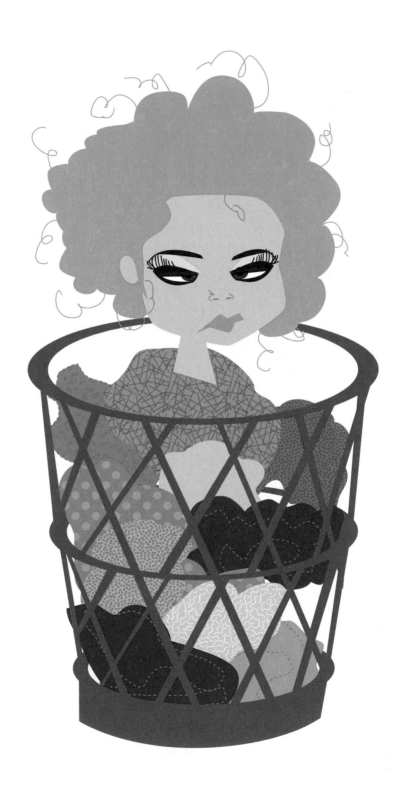

Detectar el valor de cada prenda se antoja difícil. Sin embargo, hay que desmenuzar lo que guarda el clóset para encontrar lo que funciona y desechar lo que estorba, dándole espacio y funcionalidad al nuevo guardarropa. ¿Recuerdas cuando Carrie, de *Sex and the City*, la película, hizo este mismo ejercicio? La heroína de ese filme decidió elegir la ropa que se llevaría a su nuevo departamento y logró hacerlo con la opinión de sus tres inseparables amigas y dos botellas de champán.

Lo que proponemos es que le dediques un día a esta tarea, solo o acompañado, y te quedes con las prendas y accesorios que son cómodos, le sientan bien a tu cuerpo, están en perfecto estado y funcionan para tu nuevo *look*.

LIMPIEZA TOTAL

Lo que se queda y lo que se va Para revisar el contenido de tu clóset necesitarás estar despejado mentalmente, sin compromisos que interrumpan la sesión, encontrarte en un lugar con buena luz y contar con las siguientes herramientas: cinco cajas grandes, un plumón para escribir en las cajas, un cuaderno, una pluma, alfileres de seguridad, uno o dos espejos de cuerpo completo y, de preferencia, una plancha de vapor (para desarrugar y luego colgar tus prendas elegidas). Marca en cada caja una de estas cinco categorías: Se queda, Se va, Se arregla, Se regala y Se guarda. En el caso de que hayas hecho el ejercicio de buscar tu *look* a través de imágenes y pequeñas muestras pegadas en un cartón o corcho, será de utilidad tenerlo a la vista para que te cerciores de que vas por el camino adecuado. Ahora, divide con un letrero tu clóset o la superficie en la que vas a trabajar en los siguientes sectores: Básicos, Piezas distintivas, Trabajo, Fin de semana, Hobby, Después de las siete, Prendas emocionales.

Básicos

Son las prendas que funcionan como los cimientos de tu guardarropa. En las mujeres: la blusa o camisa blanca, la camiseta negra o blanca, el pantalón/falda y saco oscuro, el vestido corto negro, el impermeable, los jeans, los zapatos de tacón, los zapatos de piso, la bolsa negra. En los hombres: el traje oscuro (marino, negro o carbón), el traje claro, pantalones de casimir o lana grises, la camisa blanca o celeste, la camiseta negra o blanca, el suéter de cuello redondo en color neutro, el impermeable, los jeans, los zapatos de vestir y el calzado casual, como mocasines o tenis. Generalmente, estas prendas o accesorios no tienen detalles distintivos. Por el contrario, su silueta o diseño es simple y clásico, pero deben tener un corte y una calidad impecables.

Piezas distintivas

Un buen guardarropa tiene siempre determinadas prendas o accesorios que le agregan mucha personalidad. Se trata de piezas que cautivan la atención de inmediato por su color, textura o silueta. Puede ser una camisa estampada, un saco bordado, un cinturón de pedrería, una bolsa plateada, un pantalón de cuero o un collar voluminoso; el asunto es que le da vida a cualquier atuendo.

En el caso de los hombres: una corbata, unos zapatos de cierto color o material, camisas de colores o estampados muy particulares.

No se espera que un clóset tenga muchas piezas distintivas ni que éstas sean muy costosas, pues su propósito reside en marcar el ritmo de la moda y, por lo tanto, no tiene mucho tiempo de vida. Lo que es indispensable es que encaje con tu nuevo *look* y pueda combinarse, cuando menos, con los básicos de tu clóset.

Trabajo

Si laboras en una oficina, tendrás ropa ligeramente más formal para lucir profesional y con autoridad. Los atuendos como los trajes de casimir, las camisas de algodón, los zapatos de agujeta o mocasines y las corbatas de seda son muchas veces indispensables. Aunque

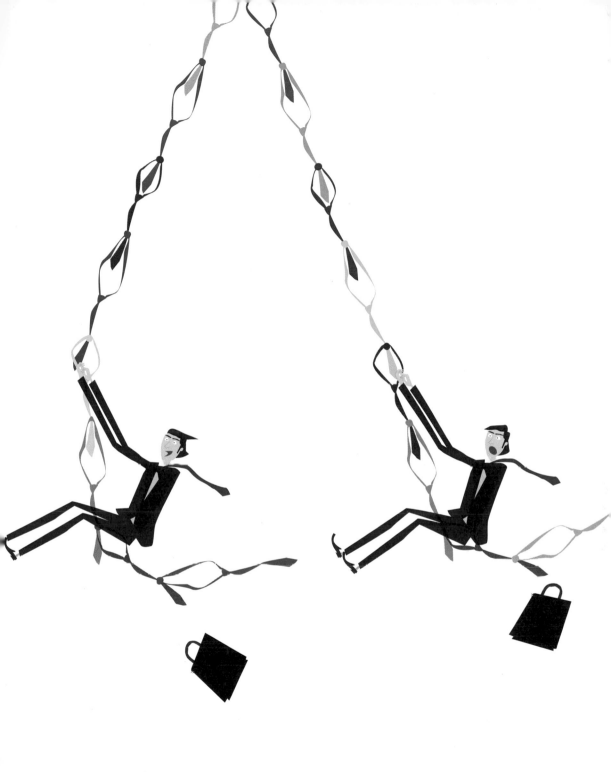

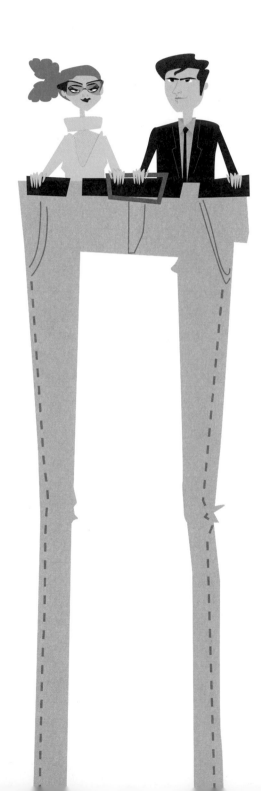

habrá que recordar que la corbata cada vez se usa menos y se puede lucir igual de chic con una camisa sola. Los trajes sastre, en el caso de las mujeres, son cada vez menos necesarios, aunque cómodos, pues sólo resta coordinar la blusa o suéter que irá bajo el saco. Otras excelentes opciones son los vestidos y las prendas separadas, como la falda lápiz, el pantalón recto acompañado por una atractiva chaqueta o un femenino suéter. El calzado de tacón tiende a darle, además de altura, un mayor estatus a quien lo lleva, lo mismo que una bolsa de buena calidad.

Fin de semana

La ropa para gozar del tiempo libre no debe dejarte luciendo desaliñado. Se trata de prendas relajadas, cuyas telas son más suaves, permiten el movimiento y resultan cómodas. Los jeans, las camisetas, los caquis, los suétcrcs, los zapatos de suela de goma, las sandalias y tenis entran en esta categoría. No olvides que tu nuevo estilo —y la posibilidad de llegar a tu meta a través de éste— también está vigente el fin de semana. Nunca sabes a quién te vas a encontrar, pero lo más importante es que tu transformación va de tu interior a tu exterior.

Hobby

Cuando tu estilo de vida incluye una actividad determinada, como el buceo, el alpinismo o simplemente visitar el gimnasio regularmente, necesitarás esta categoría. Si bien es cierto que no siempre encontrarás las botas de montaña o el traje de neopreno que vayan con tu estilo, seguramente sí podrás ser coherente con el resto de tu guardarropa. Es decir, si has decidido lucir como el creativo que eres, entonces busca que haya algo en el atuendo de tu actividad preferida que lo refleje.

Después de las siete

Estamos hablando de ropa semiformal y de atuendos aptos para asistir a un evento de etiqueta. Los hombres colocarán aquí sus mejores trajes, las camisas de puños para mancuernillas, los sacos de terciopelo, su esmoquin y los zapatos formales y de charol; las mujeres, sus vestidos de coctel, sus trajes largos, los conjuntos de pantalón/falda y sacos formales, los zapatos de raso, terciopelo o pedrería. Esta categoría consiste en prendas que no tienen uso frecuente, por lo que habrá que cuestionarse no sólo si siguen quedándote bien, sino también si encajan en la moda actual, están en buena condición y, lo más importante, si están acordes con tu nueva imagen. Después de todo, son éstos los eventos donde todo el mundo se fijará en tu *look*, por lo que cada prenda y accesorio tiene que convencerte.

Prendas emocionales

Éstas serán, sin duda, las piezas que mayor trabajo te dará sacar de tu guardarropa. Tu suéter favorito de la preparatoria, tu corbata de la suerte, el vestido de tu boda o el traje de tu graduación. Te traen muy buenos recuerdos, pero admítelo: no han hecho más que ocupar espacio y acumular polvo en los últimos años porque ya no tienen nada que ver contigo ni te quedan y seguramente ya no van con tu estilo de vida ni con tu personalidad. Si en verdad no puedes desprenderte de ellas, ponlas en la caja de "Se guarda" y no te atormentes. Quizá en unos años puedas volver a usar alguna de esas prendas cuando vuelva a estar a la moda o bien alguno de tus hijos las pueda reciclar en unos años. O tal vez no vuelvas a abrir la caja jamás, pero no estorbará en tu nuevo clóset, donde debes sentirte ágil y eficiente cada vez que elijas lo que te vas a poner.

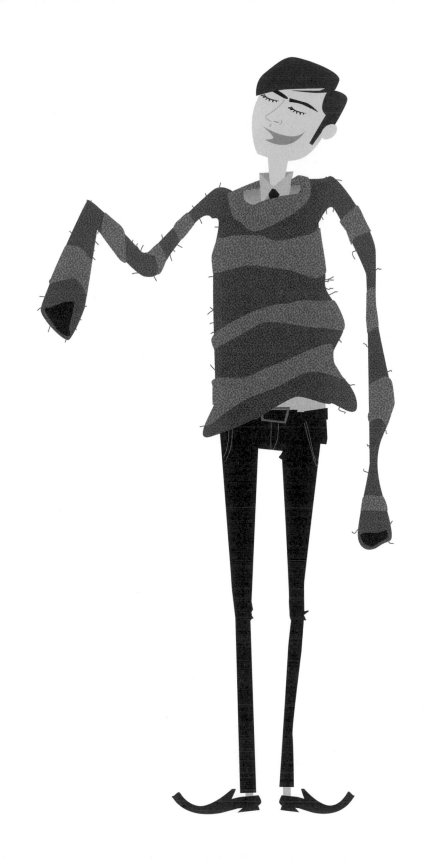

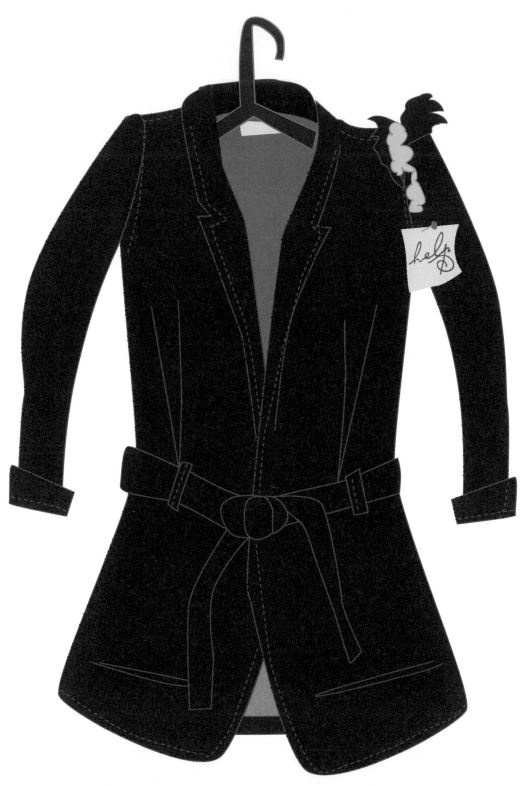

Limpieza del clóset En soledad o con un amigo de confianza, es hora de colocar las cajas por un lado y dividir los espacios, pararte frente a los espejos en un área bien iluminada y poner el corcho o cartón con tus referencias muy cerca de ellos. Ahora te vamos a pedir algo indispensable para poder comenzar: piensa en tus atributos, en resaltarlos y gozarlos. Haciendo lo anterior, los defectos se desplazarán a un segundo plano.

Empieza por los ganchos o percheros. Confirma que cada prenda o atuendo que tengas frente a ti esté en buen estado, se vea actual y, especialmente, que vaya con el *look* que estás buscando (revisa tu cartón o corcho). Pruébate la ropa si es necesario y pregúntate si te llevará a tu meta y si te sientes cómodo. Si la respuesta es positiva, colócala en la sección que le corresponde (Básicos, Piezas distintivas, Trabajo, Fin de semana, Hobby, Después de las siete o Prendas emocionales). De no ser así, llévala a la caja que corresponda (Se queda, Se va, Se arregla, Se regala y Se guarda). Sigue con los cajones y repisas e incluye todos los accesorios de tu guardarropa, desde cinturones y calzado hasta joyería.

Cuando una prenda o accesorio necesite reparación o limpieza, es importante que anotes en un papel lo que se requiere y lo fijes con un alfiler de seguridad para no olvidarlo. Debes plancharla y marcarla para dejarla impecable o con instrucciones antes de que vuelva al armario o se quede en el olvido.

Muchos de los especialistas en coordinación de moda o diseño de imagen recomiendan que si hay una prenda que no hayas usado en los últimos seis meses debe irse del armario. Sin embargo, la decisión no siempre es tan fácil cuando se trata de un atuendo muy fino, uno emocionalmente cargado de recuerdos o uno que se utiliza en casos raros, pero importantes, como el de un abrigo de piel que se lleva a un viaje a un lugar frío.

LAS GANADORAS

No debes preocuparte si sientes que tu clóset quedará desierto. Es mejor tener poca ropa práctica y acorde con tus necesidades y metas que un armario repleto de basura. De hecho, es importante que adquieras la costumbre de sacar una prenda de tu ropero cada vez que compres una nueva. De esa manera tendrás una selección de prendas actualizada y útil.

Por otro lado, tampoco te recomendamos que dejes tu clóset vacío de un día para otro porque has decidido ser otra persona. A menos de que seas millonario, no será fácil cambiar toda la ropa, pero, incluso si lo eres, te llevará un buen tiempo encontrar la selección adecuada. En un caso como éste, conserva las prendas y los accesorios más neutros de mayor calidad. La prioridad será invertir, entonces, en un par de prendas distintivas para darle vida a lo que sobrevivió en tu armario, mientras vas encontrando el resto del guardarropa de tu nuevo *look*.

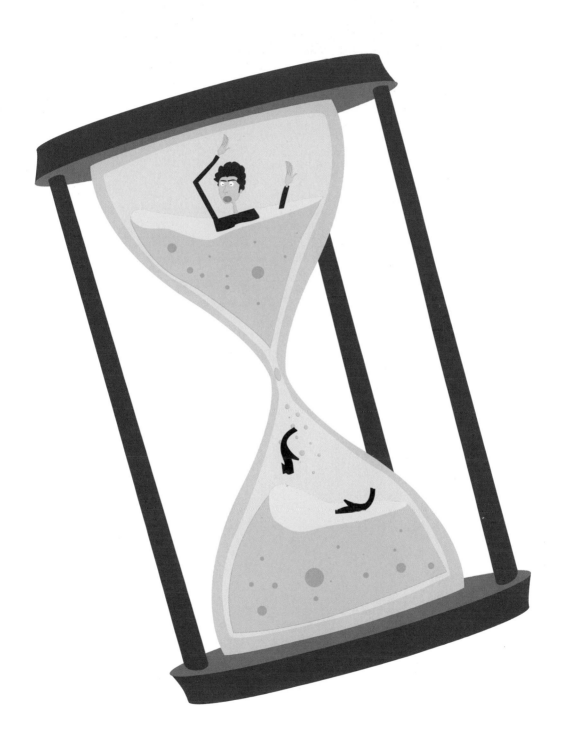

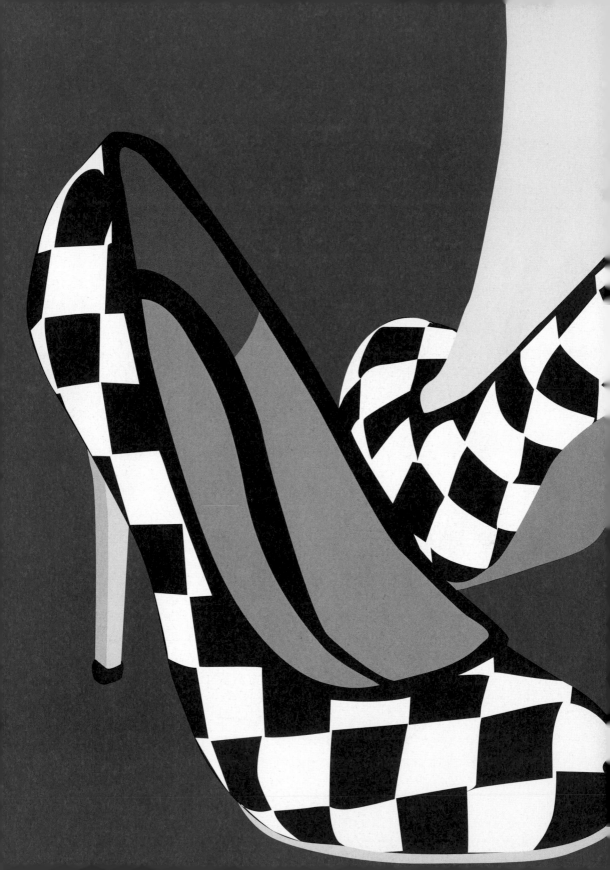

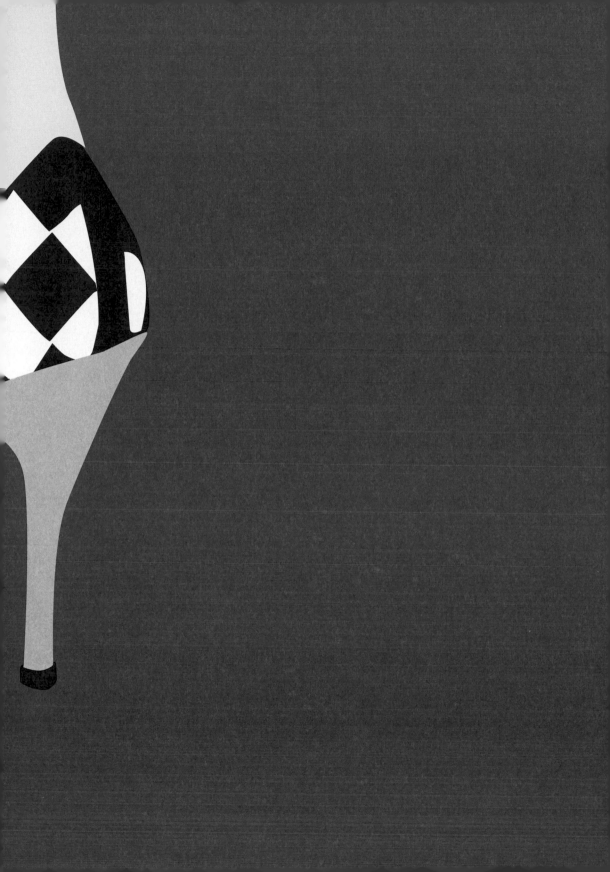

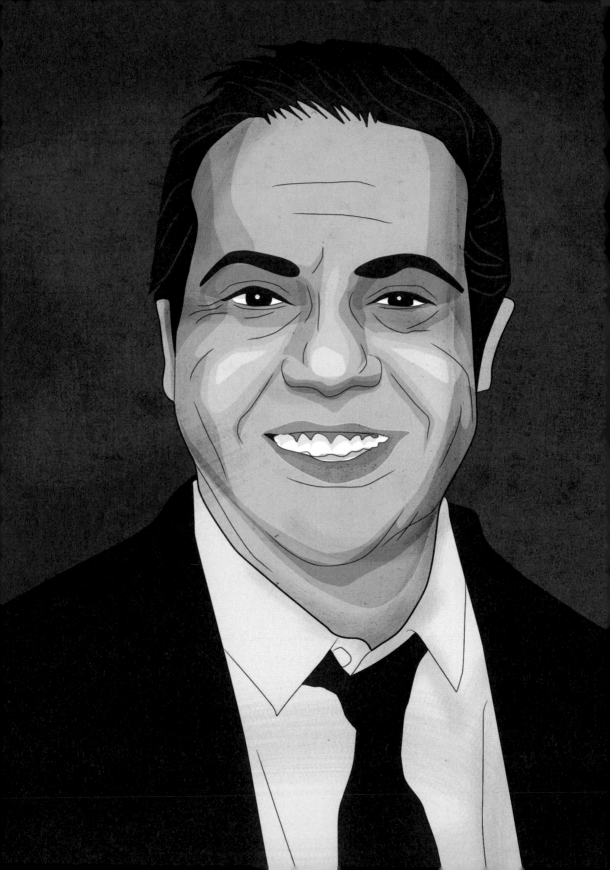

LAS PRENDAS CLAVE EN TU GUARDARROPA, SEGÚN NARCISO RODRÍGUEZ

Con sólo 15 años en la moda, se lo considera ya un consagrado. Su estilo minimalista, refinado y su gusto por los colores sobrios hace que sus prendas, además de elegantes, sean versátiles. Fue también diseñador para la casa Loewe.

¿Cuáles son los básicos en un guardarropa de mujer y de hombre? En este momento, yo recomiendo la mezcla de lo caro y lo económico: ya no se usa un *look* de diseñador de pies a cabeza. Por ejemplo, es maravilloso ver a una mujer vestida con jeans, unas botas de agujeta y una chaqueta extraordinaria, que idealmente sea sastreada y de buen corte. Un vestido simple, negro, también es esencial, polifacético. Siempre luce apropiado en cualquier lugar: es la elegancia personificada. Además, una chica necesita un abrigo fabuloso. Para el hombre tiendo a preferir lo que yo uso. Esto significa un *look* relajado de jeans y camiseta. También me encantan las prendas sastreadas, así que tengo una gran colección de chaquetas que llevo desde con una camisa blanca hasta con jeans. Debes sentirte cómodo y tener la mayor facilidad de movimiento que te sea posible.

¿Qué tan indispensable te parece tener piezas distintivas o de última moda en un guardarropa?

Yo no soy partidario de la moda desechable. Para mí, lo clásico, lo que no pasa de moda es más importante y eso no significa que sea aburrido. De hecho, mi reto es hacer que lo clásico se vea moderno, limpio y elegante.

¿Qué le sugieres a un hombre para usar en la oficina o en un fin de semana relajado?

Un hombre necesita una chaqueta bien cortada, un buen traje para la oficina y, para después del trabajo: bonitas camisetas, jeans y un fantástico par de tenis.

Si la persona tiene un presupuesto limitado, ¿qué le recomendarías comprar para obtener las piezas básicas necesarias y otras prendas atractivas que puedan ser una buena inversión?

La mujer no puede equivocarse si compra un vestido negro o una chaqueta bien sastreada, son las dos prendas más prácticas que debe poseer, sobre todo ahora que ser práctico, responsable con el presupuesto y consciente de la economía es importante. Necesita piezas que trasciendan estaciones y ocasiones, pero también deben ser únicas y especiales. Que le sienten perfectamente es lo que puede hacer la diferencia.

Cuando la misma persona está tratando de eliminar prendas de su clóset para darle espacio a otras más adecuadas, ¿qué recomendarías?

Es muy importante ser consistente: respetar su propio estilo en lugar de elegir tendencias. Ser congruente con la forma que escoge su ropa es un acto más inteligente que le hará verse siempre muy bien.

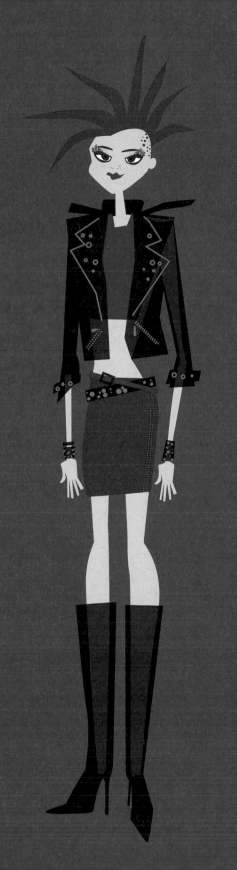

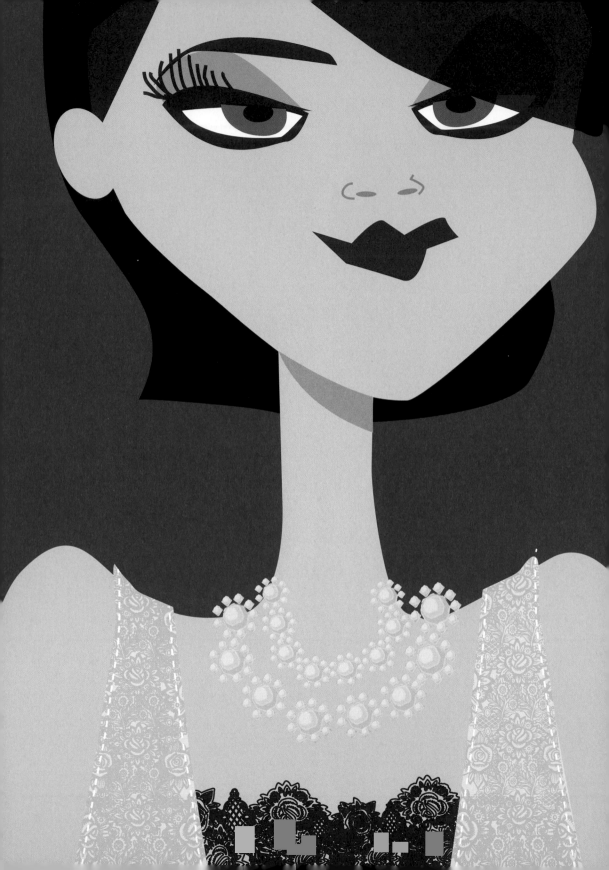

¿Qué es lo que debe tener una prenda o accesorio para quedarse como parte de tu guardarropa?
La clave es que debe verse y sentirse bien. Confía en tu intuición cuando hagas la elección.

¿Te parece que algunas prendas o accesorios tienen un significado emocional? De ser así, ¿cómo desechar esas piezas?
Desde luego que sí, hay ropa que tiene una resonancia emocional. Es algo muy personal decidir lo que debe quedarse o lo que hay que dejar ir en un guardarropa.

¿Cuál es tu mejor secreto para comprar con inteligencia?
Para mí, lo esencial son el corte y cómo sienta. Una prenda debe tener el corte perfecto para resaltar tu cuerpo.

CAPÍTULO VI

LA ROPA TRABAJA
PARA TI

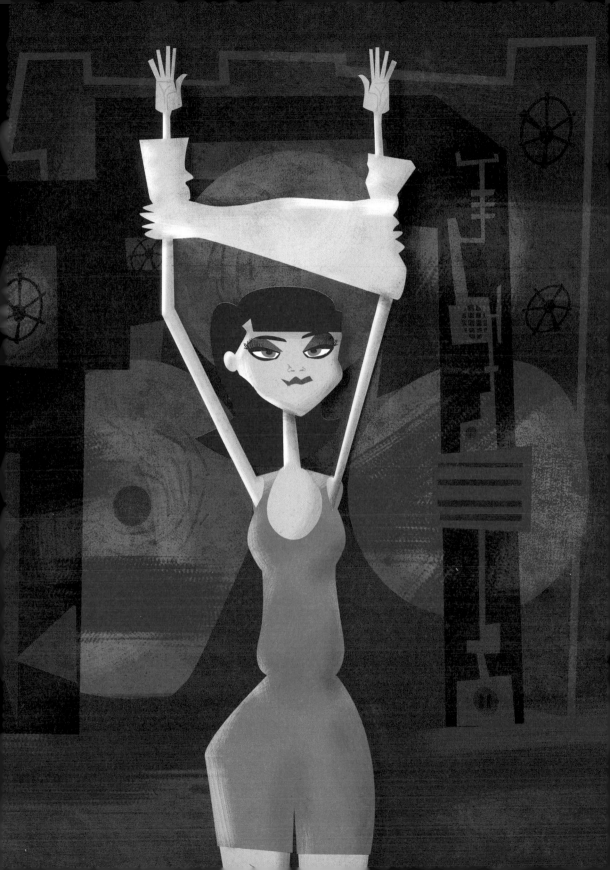

VÍSTETE PARA TRIUNFAR

Realiza tus sueños y metas apoyándote en la ropa
El periodismo ha tenido un papel preponderante en la difusión de la moda desde inicios del siglo pasado. Se ha hablado de diseñadores (aunque al principio se contaran con los dedos de una mano), pero, más allá, se mostraban dibujos primero y luego fotografías de las nuevas propuestas de modistos y *boutiques*. Las mujeres, entonces, usaban lo que veían publicado como referencia para buscar cosas semejantes en las tiendas, o bien, para que una costurera copiara la prenda que las había seducido.

En lo correcto o incorrecto (*in & out*) en la moda, la prensa siempre ha dicho la primera palabra. Sin embargo, de esta aprobación o desaprobación teórica hecha por los medios, la práctica real, el hecho, es finalmente lo más importante. Las sociedades y sus diversos grupos son los que, a lo largo de la historia, han determinado lo correcto y lo que no lo es en cuanto a prendas de vestir. Es verdad que *Vogue* y muchas otras revistas promovieron que las mujeres usaran pantalón, pero fue la sociedad la que decidió aceptarlo y, aunque parezca difícil de creer, en Latinoamérica aún hay empresas que impiden a las mujeres el uso de esta prenda para trabajar.

Así, la costumbre de la que ya hablamos antes, aunada a otros valores sociales, va creando lo que se ha llamado un uniforme social. ¿Cómo se puede reconocer? Es fácil, mediante los clichés que se tienen de determinadas profesiones o actividades: el oficinista con traje oscuro y corbata, el estudiante con camiseta y jeans, la secretaria con falda corta y suéter ajustado, la señora de sociedad con su traje sastre o la prostituta con minifalda y prendas reveladoras en exceso. Por estereotipos, creados en parte por el uso y en parte por la costumbre, se han logrado institucionalizar ciertos estilos en el vestir. Cuando una mujer se pone una chaqueta sobria dice: "Me veo muy aseñorada"; al probarse un vestido muy corto o escotado, piensa: "Esto es como de mujerzuela". Un hombre que no acostumbra llevar traje, cuando debe usar uno se siente "como oficinista". Una persona amante de lo formal luce más joven y libre al usar unos jeans y camiseta.

Esta idea de "uniforme social" nace de la necesidad de orden que tarde o temprano tenemos todos los seres humanos: hay que ubicar a la gente y a las cosas, clasificar para segmentar y ponerlo todo en su sitio. Sin embargo, esto es justamente con lo que no estamos de acuerdo. Para nuestro beneplácito, la moda es un terreno en el cual romper reglas no sólo es válido, sino también necesario. Claro, hay que saber cómo hacerlo.

Allison Lurie, en su libro *El lenguaje de la moda: una interpretación de las formas de vestir*, dice que de la misma forma en que los escritores geniales han combinado palabras, ideas y circunstancias que nunca nos hubiéramos atrevido a juntar, ve a algunos individuos talentosos que han tenido la lucidez de combinar prendas o estilos que quizá no tengan que ver nada entre sí, pero cuyo resultado deriva en una forma brillante de afirmación personal. Lurie añade: "Mientras que otras personas se limitan a seguir el estilo de la época en la que viven, estos hombres y mujeres transforman la moda contemporánea en expresión individual". Justamente, ésta es la parte que nos interesa que aprendas, cómo ir más allá de las tendencias de moda, del "deber ser" en el vestir y que encuentres ese punto que te hará único.

Es fácil saber qué usar: cada temporada cientos de libros y revistas te lo dicen. Sin embargo, es más interesante que tu intuición te lleve más allá y puedas utilizar las prendas de vestir para algo más que para satisfacer una necesidad, para que te allanen el camino que te has trazado y se vuelvan aliadas en tus conquistas. Aprende las reglas para después romperlas. Usa un vestido, un traje, unos zapatos para seducir al de enfrente… decimos seducir en el amplio sentido de la palabra, para que, con suavidad y elegancia, logres que los demás hagan lo que tú quieres, para ponerte en la posición que deseas. Salirte con la tuya, en pocas palabras.

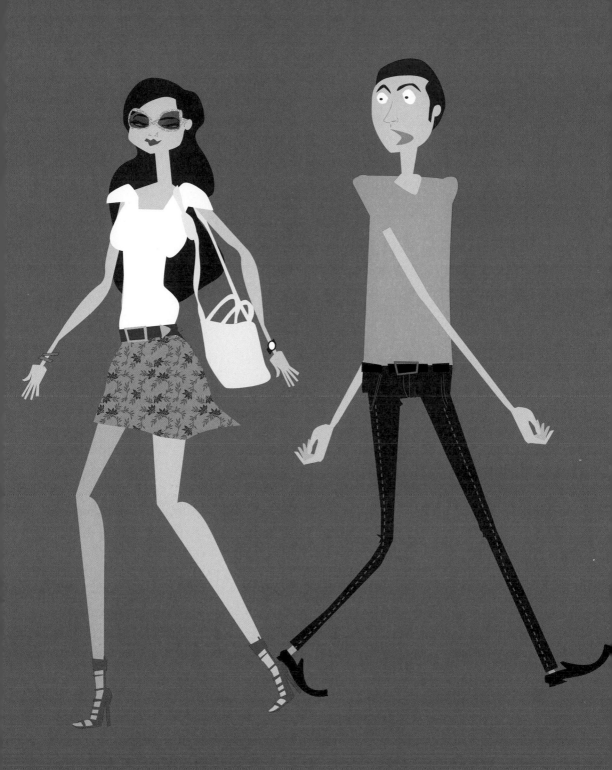

CONCEPTO CHIC SEGÚN CAROLINA HERRERA

Venezolana de nacimiento y neoyorquina de corazón, ha redefinido el clasicismo en el vestir dándole un aire más urbano y femenino. Gracias a su línea CH y sus fragancias, es quizá la diseñadora latina más reconocida en el mundo.

Cuando entrevistas a varias personas para un puesto importante en tu empresa, ¿te fijas en cómo van vestidas? ¿Hay algo en particular que diga mucho de esas personas en cuestión?
Sí, me fijo, es lo primero que veo cuando entran por la puerta, pero puede no ser relevante si esa persona reúne los requisitos necesarios para el perfil de ese puesto específicamente. No me fijo en nada concreto de lo que lleva puesto como para que influya en mi decisión, simplemente, si se siente cómodo con lo que lleva... Aunque eso también puede verse en su actitud durante la entrevista.

Si desearas ayudar a un amigo que quiere conseguir un trabajo, ¿cómo le recomendarías vestirse para su primera entrevista en un empleo como diseñador?
Que fuera vestido de la forma que mejor reflejara su estilo y verdadera personalidad.

¿Si fuera como administrador?
El traje nunca falla y la discreción, tampoco.

¿Qué tal como líder de un gran equipo humano?
Traje de chaqueta oscura, corbata discreta, pero, sobre todo, guardando las proporciones.

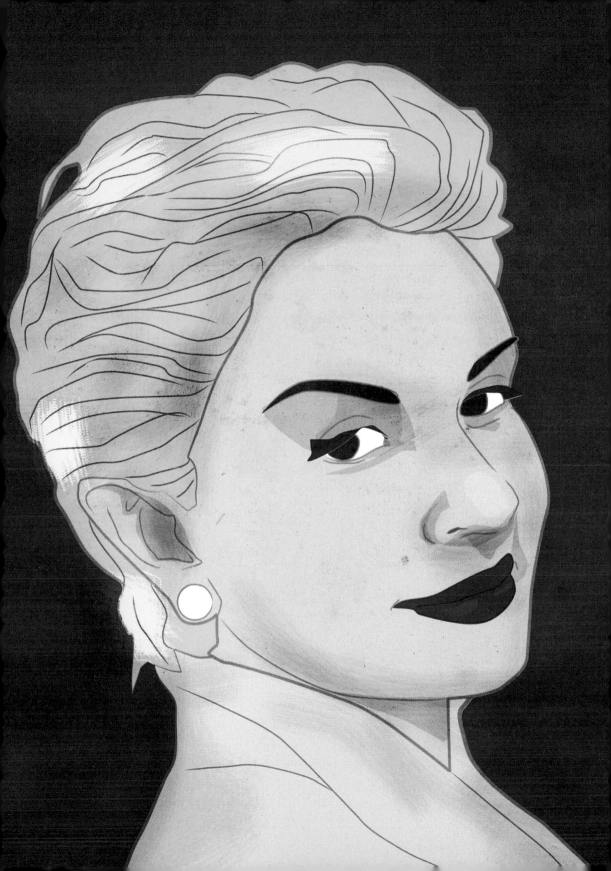

¿Cuál es el guardarropa básico para una persona que busca por primera vez un empleo?

Según el trabajo, se puede arriesgar más o menos. Pero principalmente debe verse bien y siempre hay que vestirse para la hora y ocasión: no demasiado elegante que parezca que va de gala, ni excesivamente informal que parezca que sale con sus amigos. La sencillez, sin excesos, es una buena opción. Colores neutros, que favorezcan su tono de piel y, obviamente, que la ropa que lleve sea acorde con la edad que tiene.

Si la persona no dispone de mucho dinero y desea invertir en un nuevo y versátil guardarropa, ¿cuáles serían las cinco piezas indispensables por adquirir?

Para la mujer: una camisa blanca −bien planchada y almidonada− siempre es seductora, un par de zapatos de tacón, una falda, unos pantalones y una *pashmina*. Para un hombre: una chaqueta, un par de pantalones, una buena camisa y un par de zapatos bien lustrosos.

¿Cuándo tiene una persona estilo al vestir?

Es difícil definir el estilo. No es lo que lleva puesto, sino cómo lo lleva. Es un toque personal que se refleja en todo lo que hace: la manera de decorar la casa, el gusto en los libros, en el arte... Es el sello personal que uno le da a todo lo que toca.

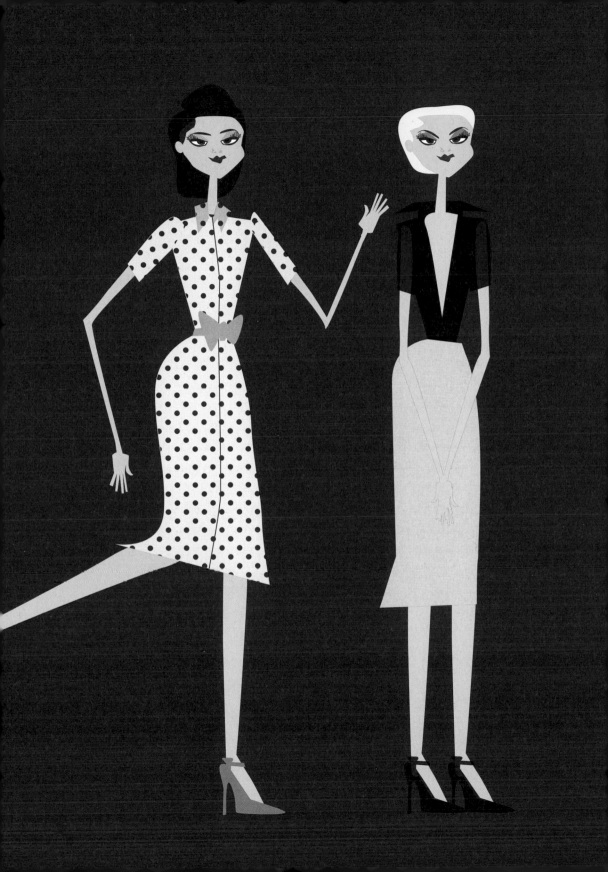

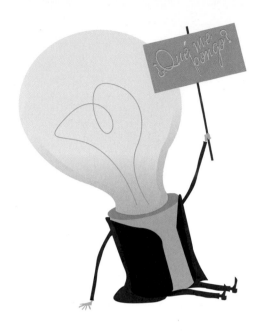

LOS ESCENARIOS

Vestir con propósito Las reglas en el vestir son estrictas y
no seguirlas te puede poner fuera de la jugada: no debes ir a
una entrevista de trabajo con un vestido de noche ni a una
gala en ropa deportiva. Hay que saber estar, ésa es la clave.
Incluso, los grandes diseñadores describen de esta forma la
elegancia. No obstante, lo interesante es seguir las reglas, pero
a tu manera, con ciertos toques puedes ir más allá y también
imprimir tu sello personal.

Ésta es nuestra lista de escenarios y posibilidades para los
que debes estar bien preparado. Dependerá, por supuesto, de
la actividad que desarrolles o a la que pretendes integrarte.

a) Creativo
Se trata de un grupo donde la libertad de estilo no sólo es
permitida, sino casi obligatoria. Son profesiones no científicas,
que tienen de alguna forma que ver con el diseño, la estética o
la imagen. Aquí podríamos distinguir algunas actividades:

- *Diseño gráfico*
- *Arquitectura*
- *Moda (desde coordinadores, asesores de imagen, estilistas, periodistas, asistente de compras, etcétera)*
- *Publirrelacionistas*
- *Publicistas*
- *Artistas visuales (artistas plásticos, galeristas, productores de video o televisión)*

Para este tipo de actividades, el conocimiento de la moda es fundamental. No queremos decir que tengas que ir a tu entrevista vestido de la cabeza a los pies de alta costura, pero es importante que tu imagen refleje "vanguardia". Ser anticuado o arquetípico en este tipo de profesiones no es bien visto.

Mujeres

Traje sastre: siempre refleja ese punto de seriedad que requiere cualquier tipo de trabajo con cierta autoridad. Sin embargo, no lo lleves con una blusa tipo masculina porque te verás demasiado clásica. Opta por una camiseta lisa, un suéter o una blusa más creativa, una con holanes, por ejemplo. En este caso, procura llevar bolsa y zapatos en tendencia para equilibrar tu *look*. Los accesorios también deben ser importantes, pero equilíbralos, no exageres: lleva un brazalete grande, un broche de pedrería o unos aretes llamativos, pero nunca las tres cosas juntas.

Vestido: es otra opción interesante, pero ha de cubrir ciertas características, no debe ser demasiado revelador ni extremo. La falda puede ser corta, pero nunca mini; el escote debe ser discreto. Recuerda que en este caso quieres trabajar, no ligar. En colores lisos se convierte en un lienzo sobre el que puedes imprimir creatividad: acompañarlo de joyería interesante, un fular espectacular o unos zapatos de última tendencia. Sólo recuerda que uno o dos elementos fuertes son suficientes, porque si no parecerá que vas a una fiesta. Cuando tu vestido es estampado (una opción válida), intenta que tus accesorios sean discretos.

Piezas separadas: es otra opción. Un pantalón y una blusa, una falda y un top con saco. Si una de las prendas es estampada o de color vivo, la otra debe ser neutral. Por ejemplo, un saco floreado o a cuadros, en color fuerte como rojo o azul cobalto, se verá muy bien con una falda o pantalón negro, gris o beige. Recuerda siempre que las combinaciones de color y textura son fundamentales al momento de tener una coordinación exitosa.

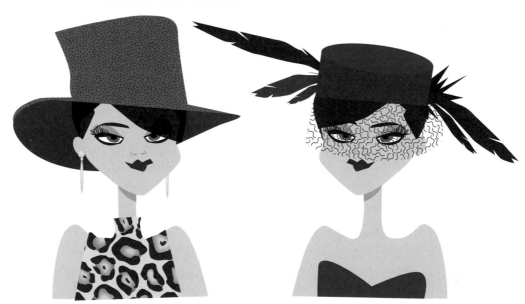

Tips *Estar a la moda es importante para este tipo de puestos. Sin embargo, a menos de que estés postulándote para directora de una revista del ramo, no tienes que ir de pies a cabeza a la última moda. Sin embargo, un guiño siempre será importante. La bolsa en tendencia, los zapatos o los accesorios de moda.*

¿PUEDO LLEVAR...

... brillo? En toques, por supuesto. Por ejemplo, una blusa con un pequeño detalle bordado es ideal. No uses toda una prenda de lentejuelas, unos pantalones o un saco. Es demasiado.

... joyería? Siempre, y cuanto más moderna, mejor. Pero no abuses. Si llevas un collar predominante, que sea tu única pieza focal. No te pongas aretes y brazaletes también.

... jeans? Depende del lugar al que vas a entrevistarte. Sí, cuando es una agencia de publicidad; en cambio, para un trabajo en relaciones públicas, no. Los jeans son un arma de dos filos; para algunos puestos, donde se requiere juventud y desenfado, son bien vistos; pero para otros, donde se requiere más formalidad, pueden obrar en tu contra. Una última nota: los jeans deben ser normales. Rotos, bordados o grafiteados sólo son para ir a bailar o a cenar con amigos.

Hombres

Traje: sólo si te desenvuelves en un entorno de oficina y, pon atención, si el resto de los empleados del lugar lo llevan. Un hombre con traje, entre un grupo de gente que no lo usa, está tan fuera de lugar como alguien que viste ropa deportiva en un grupo de trajeados. En las actividades citadas párrafos atrás se vale llevar traje, pero con camisas más creativas, ya sea estampadas, de colores inesperados o bien con camisetas, polos o un suéter. Los zapatos deben estar en tendencia y nunca verse viejos, eso da una pésima imagen.

Prendas separadas: son quizá lo más socorrido en dichas actividades. Un pantalón de buen corte con una camisa y un saco se ven modernos y elegantes al mismo tiempo. Las chaquetas de piel, ante o hasta mezclilla también pueden funcionar. Es importante que averigües cuáles son las tendencias y los cortes contemporáneos. En pantalones: rectos, de tubo, holgados, con pinzas o sin éstas. En camisas: cuellos, colores y estampados; y en sacos, corte, número de botones, solapas y silueta. Los accesorios son fundamentales y con ellos le darás un toque especial a tu atuendo. Unas mancuernillas con cristales, un cinturón interesante y unos zapatos en tendencia. Es en los accesorios donde el hombre puede aventurar más y por ellos mostrar que está a la moda.

Tips *Dado que los hombres tienen menos posibilidades de lucir a la última moda, te sugerimos que eches mano de un toque más atrevido, que te dará ese distintivo necesario para tu actividad. Por ejemplo, un pañuelo estampado en el bolsillo de tu saco, un reloj en color inesperado, como rojo, blanco o amarillo.*

¿PUEDO LLEVAR...

... tenis? Depende del lugar y de la gente con la que te vas a reunir. Si te estás postulando para un puesto como diseñador gráfico, sí puedes llevar tenis. Si vas a encontrarte con el director de una productora, no es muy buena idea. Puedes considerar tenis de piel modernos, pero más sobrios (tipo Hogan). Los Converse déjalos para el fin de semana o para los estudiantes que tienen un *look* relajado.

... bolsa? Sí, absolutamente. Desde que la pusiera de moda Prada, en los noventa, los hombres no tienen por qué vivir sin ella. Ahora, a pesar de que las bolsas masculinas y femeninas son casi iguales, hay sutiles diferencias que, a la hora de portarlas, se notan. Por ejemplo: el tamaño, las asas y las siluetas. Las masculinas son más geométricas, un poco menos adornadas. Las tipo mensajero, que se cruzan con la bandolera a través del pecho; las tote, que son una variante de las bolsas que se usan para ir de compras, o los maletines en todas formas y tamaños son el complemento ideal de cualquier hombre que quiere estar a la moda.

... joyería? En principio sí, puedes usar un reloj protagonista, un colgante en el cuello, un brazalete. Los aretes o prendedores se permiten si te dedicas a una profesión como la moda o la música, pero para actividades más convencionales no te los recomendamos.

... camisetas? Sí. Las lisas son más elegantes, pero las estampadas tienen su encanto. Una vez más, depende de tu ámbito, estilo de vida y edad, por supuesto.

Creativo específico

En este caso, podemos incluir a cantantes, actores, diseñadores o personajes que hacen de su imagen su bandera. Con ellos, las reglas son completamente arbitrarias y no hay nada escrito: puedes usar lo que se te ocurra, lo que te apetezca. Claro está que para que lo que te pongas tenga un efecto determinado, debe haber conocimiento de causa. Por ejemplo, si eres un cantante de rock, las prendas de cuero, camisetas estampadas, brillo y cualquier extravagancia serán necesarios. En estos casos –que se cuecen aparte– debes tener muy claro el concepto que deseas seguir, la imagen que quieres proyectar y entonces manifestarla a través de tu atuendo. Claro está que para que consigas el éxito de forma más segura, el auxilio de un estilista personal o asesor de imagen te será de gran ayuda.

b) Administrativo

Estas profesiones son más "de batalla", por llamarlas de alguna forma. Se trata de puestos donde se requiere más de la capacidad de una persona que de lo que pueda aportar su personalidad o forma de ser. Este tipo de posiciones es, sin duda, la base de la pirámide laboral y su importancia social es grande. Distinguimos actividades como:

- *Secretarias*
- *Asistentes*
- *Recepcionistas*
- *Auxiliares administrativos*
- *Contables*
- *Ejecutivos junior*
- *Vendedores y dependientes*
- *Meseros*

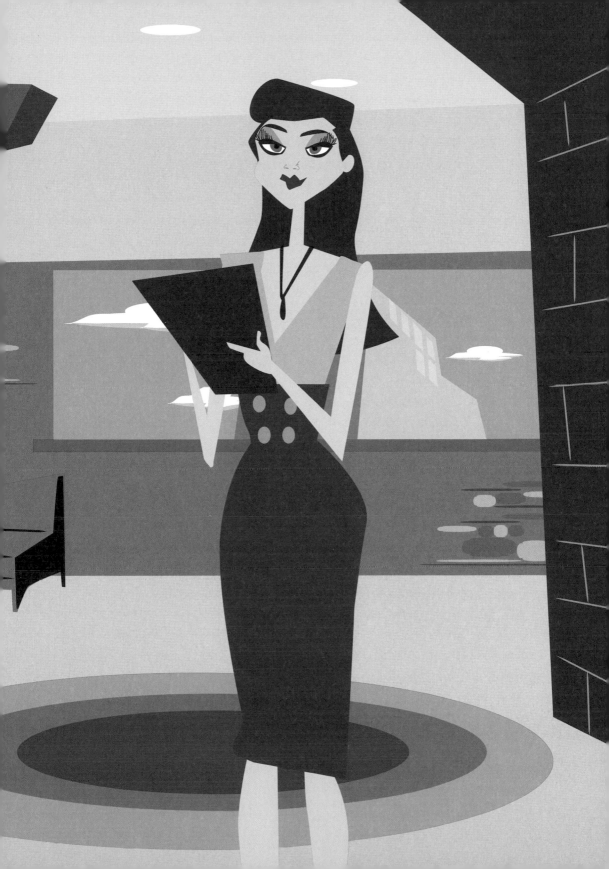

Estas profesiones tienen códigos de vestir más estrictos. Algunas de ellas incluso requieren uniformes. No obstante, en la forma de portar las prendas "obligatorias" y en cómo las complementes estará ese extra que puedas dar a tu atuendo.

Mujeres

Prendas separadas: es la mejor forma de sacarle partido a tu guardarropa. Puedes tener trajes de dos piezas en colores básicos —gris, negro, marino— y ponértelas juntas para ocasiones especiales más formales (una cita importante o una junta), pero intenta usarlas independientemente, en el día a día, para darle versatilidad a tu guardarropa y combinarlas entre sí o con otras. Por ejemplo: la chaqueta puedes llevarla con una falda y una blusa, o con un pantalón y un suéter. La falda o pantalón de otro de tus trajes puedes combinarlo con un suéter, un *twin set* (conjunto de suéter de manga corta o sin manga y un cárdigan a juego) o una blusa.

Sastres: a menos de que sean parte de tu uniforme o de que la empresa te exija llevarlos, no son muy recomendables cotidianamente, pues lucen demasiado formales para este tipo de puestos. Además, si alguien de una posición superior a la tuya los lleva siempre te expondrás a comparaciones poco favorables.

Vestidos: depende del trabajo que realices: una secretaria, recepcionista, vendedora o dependienta puede llevarlos si son sobrios y favorecedores. Olvida los muy transparentes, estampados o atrevidos.

Ahora, otro consejo importante: sé pulcra y trata de imitar o inspirarte en lo elegante, no en lo vulgar o llamativo.

No te maquilles de más ni te perfumes en exceso. Si te gusta el estilo de una actriz, procura que sea alguien sofisticado y poco exuberante. Por ejemplo, para el estilo laboral, opta más por Cameron Diaz que por Jennifer Lopez. Es claro, ¿verdad?

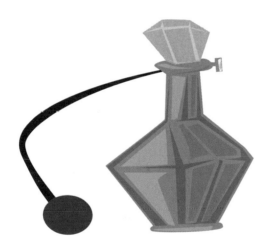

Tips *A pesar de lo limitante que puede ser el vestuario en estos casos, siempre existirá la posibilidad de que pongas un poco de sazón en tus atuendos. ¿Cómo? Con los accesorios. Claro que si son de moda, será mucho mejor, pero en este caso puedes conformarte únicamente con que estén en tendencia. ¿Cuál es la diferencia? Simple: un accesorio de moda suele ser una pieza de una firma de gran prestigio; uno en tendencia está inscrito en el mismo estilo, pero de precio más accesible. Por ejemplo: unos zapatos de tacón de aguja y plataforma de una marca importante (Prada, Balenciaga o Dior) son de moda. Busca las versiones de la misma inspiración en firmas de precio más accesible, así llevarás un accesorio en tendencia.*

¿PUEDO LLEVAR...

... joyería? Sí, pero discreta. Nada demasiado llamativo o recargado. Opta por piezas más pequeñas como anillos, un collar o aretes. Puedes llevar varias, si son pequeñas.

... tacones altos? Claro, si tu trabajo no requiere estar demasiado tiempo de pie. Y los zapatos deben ser más formales, no sandalias muy desnudas ni ornamentadas.

... jeans? Depende de la empresa. Cuando los lleves, póntelos con una prenda más formal, como una blusa o un suéter.

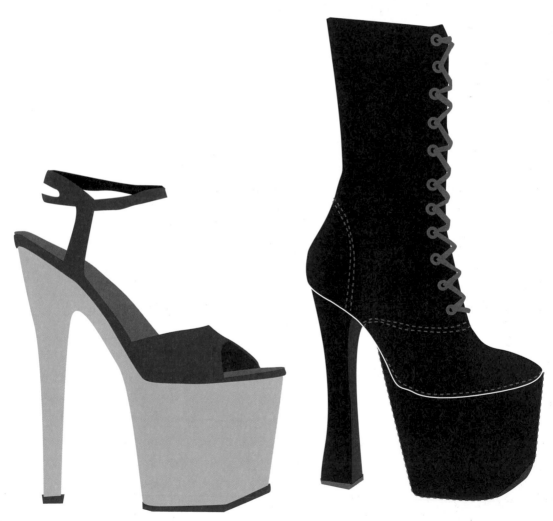

Hombres

Prendas separadas: al igual que con las mujeres, son lo ideal. Pantalones de algodón o de paño, acompañados de camisa o un suéter, son perfectos. Pantalón, camisa y un saco *sport* son la combinación perfecta e infalible, aunque un suéter en cuello V sobre la camisa puede sacarte de casi cualquier apuro.

Traje: si es uniforme de la empresa o lo exige la compañía, está bien, pero, si no es el caso, evítalo y úsalo sólo cuando la ocasión lo amerite.

¿PUEDO LLEVAR...

... tenis? Preferentemente no, a menos de que tu trabajo requiera esa comodidad. Sin embargo, en una oficina no son recomendables más que los tenis de piel.

... joyería? Salvo un reloj y tu anillo de bodas, lo demás no es muy recomendable en este ámbito laboral.

... bolsas y zapatos en tendencia? Sí, y te darán ese toque único que se requiere para sobresalir. Sólo recuerda no ir a los extremos: no lleves unos zapatos metálicos o rojos ni una bolsa con calaveras. Recuerda que en este tipo de puestos la discreción es apreciada y el buen gusto se toma en cuenta para calificar a las personas.

Tips *La pulcritud es tu posibilidad de dar un extra a tu atuendo. Lleva un buen corte de pelo, rasúrate, huele siempre bien. Accesorízate lo justo. Unos buenos zapatos, una corbata o una prenda sobria, pero a la moda, pueden ser tu opción de imprimir tu sello personal al atuendo.*

c) Finanzas y negocios

Estos puestos están en la cima de la pirámide profesional. En tales casos, se habla de personas con posiciones de poder que deben lucir importantes, poderosas, responsables y elegantes. Se trata de puestos como:

- *Ejecutivos*
- *Gerentes*
- *Directores*
- *Políticos*
- *Abogados*
- *Presidentes de compañía*

Al tratarse de posiciones tan altas, la imagen debe ser impecable, no dejar nada al azar. Hay que estar enterados de tendencias, de lo que proponen las casas de moda y quizás hasta asesorarse con especialistas para conocerse mejor y sacarse el mayor partido posible, es decir, analizar tu cuerpo, lo que te queda bien y lo que no. Lo más importante es que lo que uses siempre sea de calidad.

Mujeres

Sastres: es la prenda indispensable, el famoso *power suit* (traje poderoso) nacido en los años ochenta y que se volvió el sello distintivo de las mujeres que trabajan. Piensa que tus trajes, ya sea con falda o pantalón, deben tener un corte impecable y ser de calidad. Chanel, Armani o Valentino son opciones seguras. Acompáñalos siempre de blusas sencillas y, preferentemente, de estilo masculino: esto te dará más fuerza y aire de poder. Utiliza joyería importante, con personalidad, pero no demasiado extravagante. Un collar de perlas de varios hilos, sí; un collar grande de pedrería, no.

Prendas separadas: deben estar en la misma idea poderosa del vestir, como un pantalón de lana con una chaqueta o una falda y un suéter de *cashmere*. ¿Vestido? Cuando es simple y pulcro, sí, y acompáñalo de una buena chaqueta.

Accesorios: son fundamentales y tienen que ser de calidad, de firma, preferentemente. ¿La razón? Esto te da un toque distintivo, te hace sobresalir. Es verdad que no son baratos, pero piensa que, para alguien en tu posición, una compra de este tipo es una inversión. Los zapatos deben ser de moda, cerrados de preferencia, con tacón alto, modernos, en tendencia, pero no demasiado exóticos. Las bolsas pueden ser novedosas, audaces, pero siempre con un giro clásico, para que resistan bien el paso del tiempo. Ejemplo: compra una bolsa clásica de Vuitton y evita las últimas bolsas que pasarán de moda a

Tips *Al crear tu guardarropa básico, compra piezas finas y de calidad, que normalmente obtendrás con las grandes firmas. Para darle el giro de moda a tu vestuario, acude a marcas más accesibles que no representen un gran desembolso y puedan darte ese toque diverso que necesitas al vestir. Sólo recuerda: no escatimes nunca en zapatos, bolsas y piezas básicas que pretendas usar mucho tiempo.*

¿PUEDO LLEVAR...

... piezas de moda extravagantes? No, a menos de que se trate de una bolsa de cocodrilo o una pieza importante de joyería fina. Para trabajar, opta por prendas y piezas sofisticadas y no por extravagantes. ¿Cuál es la diferencia? Las primeras son únicas, llamativas, pero nunca sobrepasan la frontera de lo elegante. Las segundas son más distintivas, pero se inclinan más al terreno de lo último en la moda, lo cual las vuelve un poco arriesgadas. ¿Ejemplos? La bolsa Lady Dior (creada por Gianfranco Ferré para la firma) en color rojo es sofisticada, en cuero metálico es extravagante. He ahí la diferencia.

la siguiente temporada. La primera lucirá bien siempre;
la segunda, sólo unos meses.

Hombres

Trajes: ésta es la opción universal. De buen corte y
calidad; de casas como Zegna, Boss, Brioni o Armani.
Son siempre una garantía. Ponte atento a las tendencias
y compra un promedio de dos trajes por temporada.
Piensa en tener un mínimo de cinco, uno para cada día
de la semana, y ve combinándolos. Las camisas deben
ser impecables, de algodón y de calidad. No escatimes.
Lo mismo las corbatas: de seda y hay que jubilarlas a
los dos años de haberlas comprado porque comienzan
a verse viejas a menos, claro, que se trate de piezas muy
especiales y de factura impecable.

Accesorios: zapatos de alta calidad. Gucci, Berlutti,
Vuitton, siempre te harán lucir formidable. Lo mismo
bolsas y portafolios, búscalos en piel o, si son de lona,
que sean de buena manufactura. Recuerda: usar
prendas baratas dice que tú también lo eres. En estos
niveles hay que invertir en imagen. No hay de otra.

¿PUEDO LLEVAR…

… ropa sport? Cuando la compañía lo permite. Pero, recuerda,
has de lucir mejor vestido que tus subalternos, lo cual significa que el saco
será siempre tu mejor aliado. Nunca lleves tenis, y si usas jeans, hazlo
con otra prenda elegante, como una camisa impecable o un saco de piel.
Prescinde de la corbata en un viernes casual o si tu empresa tiene códigos
más relajados de vestir. De otra manera –aunque Obama ya no la use–, un
ejecutivo de tu nivel suele llevarla.

d) Intelectual

Éste es el grupo más relajado de todos. Los intelectuales, por el hecho de trabajar con sus cerebros, muchas veces se dan el lujo de poner poca atención en el cuerpo, pero, la verdad, no está bien porque al final del día son trabajadores, como cualquier otro, que tienen que vender imagen para lograr objetivos profesionales. Algunas profesiones de esta categoría son:

- *Profesores*
- *Pintores*
- *Periodistas*
- *Investigadores*
- *Escritores*

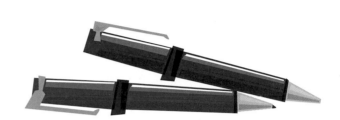

Son personas de las que no se espera un alto grado de elegancia, para ser muy honestos. Sin embargo, la pulcritud y cierto estilo siempre los ha caracterizado. No obstante, ir más allá del saco de lana y el suéter de cuello de tortuga es fundamental si quieres ir desenvolviéndote mejor en tu área.

Hombres y mujeres

Estilos como el *hippie* o el Oxford se dan un poco la mano. Las mujeres se ven ideales con faldas o pantalones acompañados de sacos de *tweed* o paño, en invierno, y algodón o lino en verano. Los hombres llevan caquis o jeans con camisas y sacos de lana en invierno, y lino o algodón en verano. No hay trajes ni para ellas o ellos, más bien chaquetas que se combinan con más piezas. ¿Qué es lo que hay que tomar en cuenta en estos casos? Hacer combinaciones armónicas, tratar de combinar bien la paleta tonal y las texturas. Reconocer cuáles fibras son adecuadas para el calor y para el frío, y no invertirlas porque se verán fuera de lugar.

Accesorios: bolsas o zapatos más clásicos. Lentes de armazones originales y de diseño. Mascadas en el cuello; en ellas es un punto femenino, y en ellos, una opción a la corbata. Joyería étnica o de plata, ellas; ellos, quizás un reloj o brazalete de cuero.

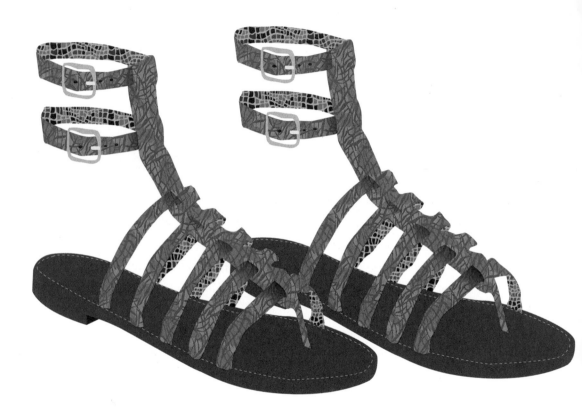

¿PUEDO LLEVAR…

… sandalias? En verano, sí, las mujeres pueden. Los hombres no, aunque den clases en una escuela rural.

… tenis? Es más permisible, aunque nosotros siempre apostaremos por este tipo de calzado sólo para el tiempo libre o la escuela, si eres estudiante o un creativo con actitud relajada.

ROPA PARA ENAMORARTE

Cita romántica Llegamos a un punto al que seguramente muchos deseaban arribar. Ligar, tener una relación, sexo y casarte son deseables. Quien diga que no, sabe que está mintiendo. Es posible que no todos quieran casarse o tener una relación estable, pero a un buen momento de cariño o sexo, ¿quién dice que no?

No vamos a darte las reglas para ligar porque eso sería tema de otro libro. Sin embargo, una vez más, te diremos qué usar para conseguir tus fines. Hemos dividido las posibilidades en tres intenciones. ¿Cuál es la tuya?

a) Sensual-sexual

Ésta es la finalidad más básica, primaria y honesta a la hora de ligar. Es lo que nos piden las hormonas. Claro está que luego la cabeza y el corazón nos llevan por otros sitios, pero de esto nos ocuparemos en los siguientes incisos.

Es verdad que lo que a alguien le parece sexy a otra persona puede resultarle un absoluto antídoto contra la lujuria. Sin embargo, hay una serie de valores universales que siempre van a resultar idóneos. Por ende, para pasar un rato agradable o llegar a una relación íntima con alguien, aunque sea para una sola vez, lo siguiente te ayudará mucho.

Mujeres. Sigue estas reglas:

1. Lo que se intuye es más sexy que lo que se exhibe. No pongas todo a la vista, no enseñes tu juego. Si bien es cierto que quien no enseña no vende, también lo es que quien muestra toda la mercancía hace que su prospecto de conquista pierda el interés. Apuesta por prendas atrevidas, que puedan acercarse a las fronteras de lo sexy si quieres, pero que nunca lleguen a traspasarlas. Mostrar un poco del encaje del bra, unos milímetros asomados por el escote puede ser sensual, al igual que un color de lencería inesperado. Los tirantes expuestos pueden rayar en lo vulgar. Si los mostrarás, que sean lindos.

Opta por prendas ajustadas, si tienes la figura para ello, pero equilibradamente. Por ejemplo: una falda lápiz o una mini ajustada es atractiva si acentúa la cadera y el *derrière*, pero arriba pon una blusa con más volumen, un poco escotada si quieres, pero sin exagerar. La otra opción puede ser llevar un top ceñido, que resalte tus pechos, pero compleméntalo con unos jeans o una prenda menos atrevida. Lo mejor es el equilibrio.

Un vestido corto con unos zapatos de tacón alto son una garantía. Sólo procura, si el vestido es muy justo y revelador, que los zapatos no sean demasiado extravagantes. Poner demasiado empeño en lo sexual y sensual, como falda y blusa ajustada, tacones altos, escotes o mostrar demasiada piel puede llevarte al peligroso terreno de ser confundida con una mujer de reputación dudosa, especialmente si estás en un bar, un restaurante o un club. Si no lo eres y lo pareces es que algo salió mal a la hora de elegir la ropa.

El secreto siempre será el equilibrio: con la ropa llamativa, poco maquillaje y cabello más natural. A un gran escote, una falda más cubierta; a una minifalda, una chaqueta o una blusa de manga larga. Recuerda: esto enciende más a los hombres y hará que se interesen más en ti. Hay que conservar cierto misterio.

2. Toma la iniciativa. La publicidad de un perfume de los años setenta decía: "El arte de ser mujer está en saber cuándo tomar la iniciativa"; tenía mucha razón. Ser sexy también es una actitud y a los hombres les gusta una mujer que les roce la mano, que les sonría, que acomode su ropa con gracia lo mismo para cubrir alguna

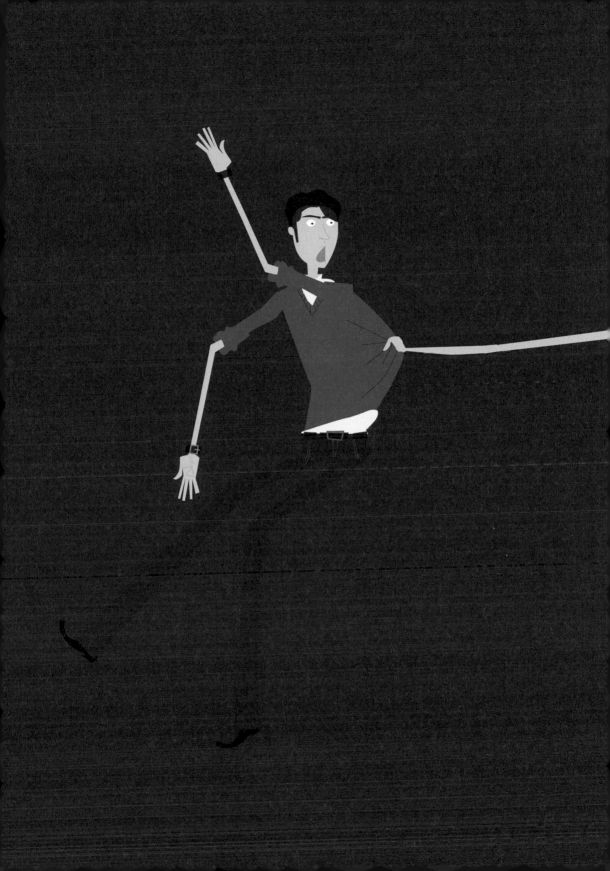

zona o para descubrirla. Es como decir: "Ay, qué calor hace aquí" mientras abres sutilmente –sólo un poco– tu blusa para ventilarte o cuando juegas con tus collares atrayendo elegantemente su atención hacia tu pecho. Sé audaz, pero no demasiado, porque entonces puedes parecer descarada o muy necesitada de atención.

3. Interiores. La lencería es lo que más fascina a los hombres. Es su fetiche, algunos hasta coleccionan la de sus amantes. El consejo es que cuando salgas en plan de conquista o bien, cuando creas que hay la posibilidad de un acercamiento apuestes por tus mejores conjuntos. En la lencería para conquistar no escatimes: siempre apuesta por la de buena firma. ¿La más sugerente? La de encaje negro. ¿La que dice que estás dispuesta a todo? La roja. ¿La que sugiere que eres una señora? La blanca. Cuidado con la estampada porque, según quién la use, puede verse vulgar. Si eres muy exuberante, evítala. Pero, si te ves inocente, puede ser un contraste a tu favor.

Hombres

Ellos lo tienen un poco más fácil porque son los que socialmente llevan la batuta de la seducción. No obstante, al mejor cazador se le va la liebre, así que unos buenos consejos no están de más.

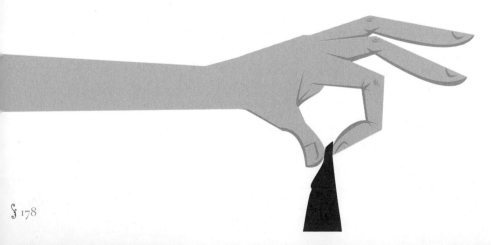

1. Sé masculino. El mejor afrodisiaco para una mujer es
que un hombre, de entrada, luzca masculino. Para un
club o un bar, usa algo que esté de acuerdo con tu estilo,
pero con un toque inesperado. Si llevas traje, póntelo
con una camiseta o un suéter ligero, o lleva unos jeans
o pantalones de vestir acompañados de una camisa
pulcra, del estilo que quieras. Si tienes la fortuna de
tener buen cuerpo, sugiérelo, pero no lo evidencies: un
pantalón que sugiera el *derrière*, una camisa que marque
tu silueta y muestre un poco tus brazos o pectorales.
Pero nunca la lleves abierta hasta el tercer botón ni
uses una camiseta ajustada al cuerpo que marque tus
músculos porque esto le parece sexy a otros hombres.
La estética y códigos gay de ligue van por este camino,
pero los de los heterosexuales tienden a ser más sutiles.
A las mujeres tampoco les gusta ver al hombre expuesto,
también lo sugerido les parece más atractivo. *Ergo*: si
tienes los músculos, ponte la camiseta, pero encima
un saco o una chaqueta, y muéstralos cuando sea tu
intención.

2. Dile no al "demasiado". Mucho perfume, joyería excesiva,
demasiado gel o interminables horas bajo la pistola de
aire. Esto, lejos de gustarle a las mujeres, las repele.

3. Dile sí a lo pulcro. Aliento fresco, uñas cortas, manos
cuidadas, zapatos lustrados y camisa limpia son sensuales.

4. Interiores. El hombre pone menos atención en la ropa
íntima y éste es un grave error. Los calzoncillos ideales
son los lisos; los estampados dicen que eres inmaduro
y, a menos de que te estés metiendo a la cama con
una mujer mayor que tú, esto no le parece sexy a casi
ninguna. Los más sensuales son los negros, los del

conquistador; los blancos son para el conquistado, pues invitan a la mujer a que tome la iniciativa. Que sean de tu talla, ya que no hay nada peor que la carne desbordada por arriba de los resortes de un calzón. No los uses como faja; no pretendas disimular el vientre o el abdomen con ellos. Bóxer o trusa, una elección perfecta. Tanga jamás, son para las mujeres, un hombre que las usa siempre va a verse vulgar. ¡Ah! y, por favor, quítate los calcetines cuando vayas a la cama… aunque haga frío.

b) Poder y dinero

Entablar una relación conveniente con otra persona puede ser una finalidad. No la apoyamos o desaprobamos, simplemente la exponemos y te decimos que la ropa es de gran ayuda también para este fin. Tal es el caso en que se liga con la cabeza. Y hay que ir más allá del hecho de llevar a tu casa a una persona para pasar un rato agradable: quieres algo más que eso y se requiere de una estrategia.

1. Investiga. Tienes a la persona elegida: sabes quién es, qué hace y dónde. Averigua sobre su entorno y círculo. Entonces, trata de acceder a ella. La ropa puede ayudarte. Normalmente, estas personas pertenecen a grupos de poder medio-alto. ¿Qué te permitirá acceder a ellas? Lucir respetable. En estos casos, debes verte como una dama y dejar de lado cualquier signo que ponga en duda tu respetabilidad. Olvida las prendas ajustadas, los estampados vistosos y opta, entonces, por prendas clásicas y elegantes. Sastreados sencillos −no demasiado ejecutivos para que no parezca que vienes de la oficina−, joyería fina pero conservadora, nunca excesiva. Maquillaje discreto. ¿Que éste no es tu estilo? Adáptalo lo más posible. Todas las cosas tienen un precio, y si ésta es tu finalidad, vale la pena variar un poco tu forma de vestir.

2. Aporta un extra. Ya que has conseguido entablar una relación con él, entonces haz cosas más audaces para seducirlo. Una mujer inesperada siempre tiene a los hombres colgados de un hilo. Sorpréndelo de pronto con una prenda con un guiño sexy, con unos zapatos más de moda. Sólo recuerda, esto debe ser esporádico. Las mujeres en los círculos de poder son apreciadas por su discreción y sobriedad.

3. Interiores. La seducción de alcoba es igual: sigue nuestros consejos de lencería que dimos antes, funcionan para el mismo fin. Además, el contraste es más provocador aún. Como se dice popularmente: "Para tener contento a tu esposo, hay que ser una dama en la calle y una mujerzuela en la cama". En el caso de los hombres es casi lo mismo. Aprende y estudia el mundo al que quieres acceder y, con base en eso, muévete. Un buen traje, expresarse correctamente y ser un buen amante siempre van a ser de gran ayuda.

c) Entablar una relación seria

Ésta es la parte que nos gusta más porque se trata de ligar con el corazón. Te mueve el gusto por una persona, pero que va más allá de lo sexual o lo conveniente: es alguien con quien quieres estar, simplemente. Sin embargo, y aunque parezca más sencillo, también tiene su arte.

1. Sé tú mismo. Sólo trata de mostrar la mejor versión de ti. Para las primeras citas, haz lo mismo que con las juntas o reuniones importantes de trabajo: ponte tus mejores prendas. La técnica funciona para hombres y mujeres. Pero, cuidado, hay que guardar el equilibrio. Si te vistes demasiado elegante podrías verte cursi, hasta ridículo, y parecerá que quieres impresionar. Por otro lado, si vas

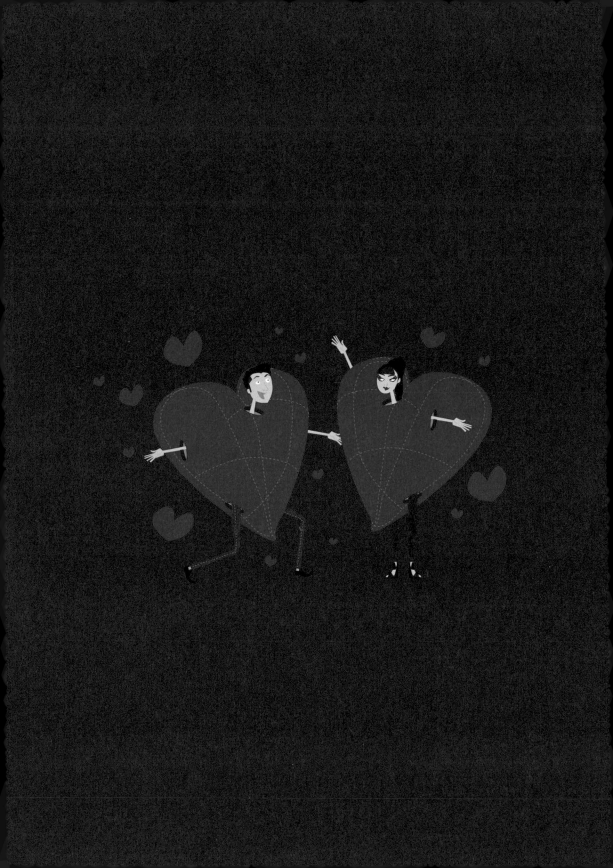

descuidado y demasiado informal, le harás pensar que no te interesa. ¿Cuál es la prenda que más te favorece, con la que todo mundo te dice que te ves preciosa o guapísimo? Entonces póntela, pero de forma casual.

2. *Interiores:* aplica lo visto anteriormente, la ley de la ropa de alcoba es la misma para todos los casos.

ELLAS NO DEBEN...

... vestir como para ir a trabajar Llevar traje sastre es lo peor que puedes hacer.

... llevar lo último de la moda Puede ser que una mujer que viste con demasiada ostentación dé la imagen de despilfarradora y eso la desacredita de inmediato para el matrimonio.

... lucir muy provocativa Pensará que sólo quieres sexo.

... mostrar toda su personalidad, pues la ropa puede traicionar en ese sentido Así como no debes vestir a todo lujo, tampoco te veas como una monja o como una bailarina de Las Vegas. Una mojigata aburrirá al prospecto y una chica de personalidad estelar es difícil de manejar. Si eres cualquiera de estos dos tipos de mujer, diluye un poco el estilo y llévalo a un punto más neutral, para no asustar a la persona que te interesa. Poco a poco muestra más, cuando él se haya dado cuenta de que tu forma de ser es sólo parte y no toda tu personalidad, que puedes ser muy discreta y sensata, pero también muy divertida y hasta culta.

ELLOS NO DEBEN...

... vestir como para ir a trabajar O sea: llevar traje o ir de corbata.

... acicalarse demasiado Las mujeres aún no registran en su subconsciente el concepto de metrosexual y a ninguna le gusta un hombre que se arregla más que ella.

VÍSTETE APROPIADAMENTE EN CADA OCASIÓN

Metas laborales Da un paso más allá y vístete acorde con tu estilo para ocasiones más específicas en el ámbito laboral.

a) Juntas y reuniones

Dentro de tu guardarropa, tienes piezas mejores que otras, de mayor calidad o que te favorecen más. Éstas son precisamente las que hay que usar en este tipo de situaciones, cuando sabes que muchos ojos estarán puestos en ti. En estos casos, siempre debes mostrar la mejor versión de ti mismo. Un *tip* interesante: usa una pieza que sea sensacional en tu atuendo, una joya novedosa, un pañuelo colorido o una elegante corbata o mancuernillas en el caso de los hombres.

b) Comidas de trabajo

La finalidad de una comida o cena de negocios es sacar del ámbito laboral un asunto de trabajo para suavizarlo y resolverlo de forma más amigable. Por eso, en estos casos, tienes que verte bien, atractivo, importante, pero nunca demasiado formal. En el caso de una mujer, puedes darte el lujo de lucir más femenina que en el ambiente de oficina, por ejemplo, usa un vestido o acompaña tu traje con piezas más festivas: una blusa de satén o joyería menos formal. Los hombres pueden usar traje, en caso de que lo hagan cotidianamente, pero deben llevarlo en colores más suaves, menos severos. Si no usas traje, un saco *sport* es una buena opción. Recuerda: es un *look* menos corporativo y al que puedes darle un toque más personal.

c) Fiestas y eventos

Como decían las abuelas: es tiempo de sacar tus mejores galas. Sin embargo, también es importante ser consecuente con tu estilo, profesión y posición. No puedes ser una directiva de una empresa y aparecer en la fiesta de fin de año vestida como

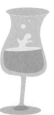

Beyoncé. Toma en cuenta la etiqueta del evento y, con base en ella, busca qué vas a ponerte. Si eres más corporativa, un vestido de coctel negro acompañado de joyería más sofisticada es una buena opción. Si eres más creativa, joven y tu profesión lo pide, lleva un vestido más imaginativo, con pliegues, cortos, estampados o metálicos. Para los hombres funciona igual: mejora y viste de coctel o etiqueta de acuerdo con tu personalidad, estilo y profesión. El secreto es ser coherente.

VÍSTETE PARA LLEGAR AL PUESTO IDEAL

Metas profesionales ¿Has oído hablar del lenguaje corporal? Pues podría decirse que la ropa son sus palabras. Si tú quieres decir algo a la sociedad, al mundo, a tu entorno, lo haces primero con tu actitud y luego lo reflejas con tu ropa. Debe haber una firme conexión entre lo que buscas conseguir y lo que proyectas. Un payaso no te inspirará seriedad, así como un hombre de esmoquin no te despertará humor.

a) Poder y autoridad
En primer lugar, debes marcar una división entre tus subalternos y tú: si quieres que te reconozcan como el jefe o como superior, la ropa te puede ayudar mucho. El secreto consiste en estar ligeramente más "arriba" de ellos. No queremos decir que adquieras aires de superioridad o actúes de manera arrogante, simplemente marca diferencias. Si tus subalternos van a tu lugar de trabajo vestidos de estilo casual, tú ve siempre un poco más formal. Distínguete en los detalles: lleva prendas de calidad. En estos casos, la sastrería es importantísima: una buena chaqueta siempre va a reflejar poder. Hombres y mujeres, si quieren demostrar y adquirir respeto de los demás, traten de usar prendas de calidad, más sobrias, lisas y en colores que reflejen autoridad, como azul o negro. Nunca lleves zapatos bajos, en el caso de las mujeres,

o tenis o zapatos de suela de goma, cuando se trata de los hombres. Un buen calzado te hace pisar firme y proyectarlo.

b) Credibilidad profesional

Imagina esta escena: necesitas contratar a un abogado para que te represente en un importante asunto legal. Acudes a un importante bufete, con lo que te garantizan que todo su personal es sumamente capacitado. Tienes entrevistas con dos abogados. Uno es joven y va con jeans, una camisa abierta, un saco de algodón desestructurado y unos zapatos con suela de caucho. El otro lleva un traje pulcro, azul marino, con camisa blanca, corbata de seda y unos zapatos tipo Oxford relucientes. Los dos son igualmente capaces, pero a ti, ¿cuál te inspira más confianza? Seguramente el segundo, porque sí parece abogado. El primero tiene más la imagen de un estudiante y no refleja respeto ni autoridad.

Ya te hablamos antes de los escenarios posibles y cómo debes vestirte para desenvolverte en ellos. Esto es casi lo mismo, pero un poco más específico. Se trata de parecer lo que eres, de practicar lo que predicas. ¿Tú irías con un dentista que tiene dentadura fea o con una nutrióloga con sobrepeso? No, seguramente, porque su imagen les resta credibilidad. Analiza los códigos de vestir de tu profesión, estúdialos y síguelos, pero siempre poniendo ese extra que te hace individual.

c) Empatía y calidez

Hay puestos que, a diferencia de los de poder, te piden lucir accesible, cercano a la gente con la que deberás tener contacto. En estos casos, la ropa te debe hacer lucir cálido, próximo e inspirar confianza. Tal es el caso de los vendedores, educadores, capacitadores o asesores. En estas posiciones es importante tener una imagen pulcra, pero nunca demasiado fuerte. Por ejemplo, los vendedores de una *boutique*: han de lucir bien

¿QUIERES ASCENDER DE PUESTO?

Debes ser muy observador y ver hacia dónde quieres dirigirte. En este caso, comienza por salir de las masas usando la ropa que viste la gente del círculo al que quieres acceder. Si eres un asistente o ejecutivo que quiere ir a la posición inmediata, renuncia a la comodidad del "uniforme laboral" del que ya te hemos hablado antes y opta por prendas más refinadas. Ve inscribiéndote, poco a poco y de manera sutil, en un área más formal. En una palabra, imita a tus jefes. Claro está que debes hacerlo de forma sutil y que, más que una copia, parezca un homenaje, una inspiración. Dales a entender que estás aprendiendo de ellos, no imitándolos. Por ejemplo, si tu jefe lleva un traje azul marino, un día lleva tú también uno, pero combínalo diferente a como lo hizo él: varía la corbata o la camisa. En el caso femenino, haz lo mismo con una chaqueta o una blusa, pero coordínala de modo distinto. Sólo un *tip:* no exageres y quieras ir más elegante que tus superiores porque esto puede resultar contraproducente. Que se impongan la discreción y el sentido común.

vestidos y formales, pero jamás superiores a sus clientes. Seguramente se preguntarán: ¿y los clientes que entran a una tienda en jeans y camiseta? Cualquiera se verá mejor que ellos, lo cual es cierto. Lo que los empleados de una tienda hacen es lucir bien, pero con una especie de uniforme. Noten cómo casi todos llevan un traje oscuro y una corbata a juego o visten todos de negro, especialmente los trabajadores de *boutiques* de lujo. Ellos llevan un traje, pero nunca como el que los clientes podrían usar. He ahí el detalle.

Un educador o un asesor tiene que acercarse más a sus escuchas. Ir de modo formal, pero no demasiado. De hecho, debe tener un guiño en el vestir que los haga decir: "De alguna forma, somos parecidos". Esto acerca a las dos partes y hace que la función del profesionista se desarrolle mejor. Una persona que imparte un curso o una charla y va vestida con traje oscuro y corbata impone más respeto y puede provocar rechazo cuando lo que en realidad quiere de sus interlocutores es atención. Se trata de lucir relajado y bien vestido, pero con estilo.

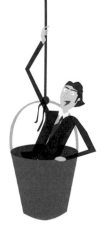

VÍSTETE PARA SER TÚ MISMO

Metas personales Estamos en uno de los capítulos finales de este libro y, al fin, tocamos la parte más interesante, según nuestro punto de vista, de lo que la ropa representa: tu estilo personal. Como te dijimos antes, éste no es un libro de estilo porque nuestra finalidad es otra. Te podemos ayudar a encontrarlo con éstos y otros consejos, pero hay textos que tratan el asunto específicamente. Pongámoslo de esta forma: si ya tienes estilo, te hemos dado algunas reglas para potenciarlo mediante la buena elección de prendas. Si no lo has descubierto aún, con la ayuda de la ropa será más fácil que lo encuentres.

Aquí llega la pregunta obligada y que nos hemos hecho todos alguna vez: ¿qué quiero ser en mi vida y qué quiero proyectar? Éstas son las opciones posibles.

a) Ser elegante

Hemos citado a algunos diseñadores ya, pero la frase que más nos gusta sobre la elegancia es la de Chanel, refrendada por muchos otros creadores: "Elegancia es saber estar". ¡Qué verdad! Giorgio Armani también dijo: "Una mujer elegante es aquella que atraviesa un mercado sin levantar un comentario vulgar", lo cual implica a una persona que no sobrepasa los límites, que es medida, justa, proporcionada.

No hay una elegancia, sino muchas: el secreto es que encuentres la tuya propia. ¿Cómo? Analizando qué es lo que mejor te queda y no dejarlo hasta el día que te mueras. Es lo que algunos llaman un vestuario básico. Por ejemplo: los hombres modernos y elegantes han descubierto que para el vestir cotidiano se puede ir con un buen par de jeans, un suéter o camiseta y un saco de buen corte. O con un buen traje, por supuesto, con o sin corbata, según la ocasión. Con esta base, varía en lo que pones alrededor. Por ejemplo, las camisas, zapatos, bolsas, mascadas, lentes, alguna pieza de joyería…

En esta variedad estará tu lado versátil y, seguramente, tu camino hacia la elegancia personal.

Para las mujeres es más fácil porque la moda tiene más opciones para hacerlas lucir bien con más cantidad de elementos. Vestidos, trajes sastre, chaquetas, pantalones de diferentes largos y cortes, zapatos, bolsas, accesorios. Claro está que, ante tanta oferta, a veces las elecciones suelen ser complicadas. La fórmula es la misma: si encuentras tu silueta básica personal, consérvala por siempre. Por ejemplo, si te quedan las chaquetas cortas tipo Chanel, combínalas con otras prendas de acuerdo con la ocasión y la época del año, sólo varía los complementos y los accesorios.

No olvides cuatro puntos importantes para ser elegante:

1. Menos es más. Nunca exageres.

2. Lo clásico nunca se verá fuera de lugar. Prendas atemporales.

3. La calidad es sinónimo de estética. Una chaqueta de Armani o Chanel nunca va a verse fuera de lugar.

4. A cierta edad, es mejor usar prendas estructuradas. Recuerda que cuando el cuerpo va perdiendo su forma, es mejor buscar que la ropa se la devuelva. *Ergo*: deja de lado las prendas desestructuradas e inclínate por las sastreadas.

b) Atraer miradas

Si tienes claro para qué te vistes, llevas recorrido 90 por ciento del camino. Hay personas que lo que desean es no pasar inadvertidas, que la gente las note, las vea. Ésta, de alguna forma, es la finalidad de la moda: hacer a sus seguidores individuos notables y darles seguridad.

Te puedes volver el centro de atención cuando tienes conquistado un estilo personal y juegas con las posibilidades de éste. Por ejemplo, si eres más inclinada hacia lo clásico y lo formal, un detalle extravagante te sacará del montón. Trata de usar un broche grande en un traje sastre o un collar de pedrería bajo una camisa blanca simple. Si eres más atrevida y sexy al vestir, sorprende un día vistiendo como ejecutiva, pero con un toque de tu personalidad, como una blusa transparente, por ejemplo. El secreto para atraer miradas es que tu comportamiento al vestir sea inesperado. Sorprende: ponte un sombrero, una bolsa *vintage*, unas gafas de sol que tenías guardadas de los años ochenta. Sólo recuerda que cuando uses una prenda llamativa, intenta que las demás sean neutrales. Ésta también es una clave de elegancia: la mesura.

c) Ser sexy

Hay una confusión respecto del término *sexy*. Normalmente, está mal visto y las mujeres que hacen una manifestación saludable y estética de su sexualidad y sensualidad pueden ser mal interpretadas. Nada más retrógrado que eso. Ser sexy no significa ser vulgar o enseñar de más, simplemente es hacer notables ciertas cualidades físicas para atraer al sexo opuesto y, ¿por qué no?, molestar a sus congéneres. Como dijimos en la parte del ligue, para una aventura de una noche es más sexy lo que se insinúa que lo que se evidencia. Por eso, para vestir sensual en la vida cotidiana no se requiere llevar lycra o una camiseta sin mangas. En las mujeres, vestir sexy conlleva el mostrar un poco de piel, insinuar formas. Por ejemplo, una minifalda que muestra unas piernas bronceadas es atractiva; sólo que arriba no lleves algo muy justo ni expuesto porque entonces ya estarías coqueteando con la vulgaridad. Una falda a la rodilla con una abertura a media pierna, un pantalón de tubo con una blusa justa al cuerpo, una blusa de seda un poco desabotonada o un vestido corto siempre serán sumamente atractivos. Recuerda: equilibrio. Si enseñas arriba, abajo tapa un poco, y viceversa. Los tacones muy altos y plataformas se ven mejor con prendas sobrias.

Vulgar versus *sexy:* las pulseras en el tobillo, las uñas muy largas o falsas, las melenas con demasiado crepé, el maquillaje en exceso, la ropa entallada en todo el cuerpo y unos tacones de muerte son vulgares, no sensuales. El secreto esta en la moderación.

En los hombres: ser sexy en los chicos es más una actitud, pero la ropa puede ayudar, por supuesto. Resalta *derrière*; si tienes buen cuerpo usa ropa justa, pero nunca demasiado. ¿Lo más sexy? Una camiseta pegada, pero debajo de un saco o una chaqueta. El *look* macho de gimnasio es sexy, pero más bien para el mundo gay. Si perteneces a él, adelante. Si no, evita las lycras y cuida la ropa demasiado ajustada.

d) Estar cómodo

Hemos oído cientos de veces a hombres y mujeres que proclaman: "La moda no me importa" para justificar que visten como si no salieran nunca de casa. Es más, usan para la oficina lo mismo que para estar viendo televisión en su sala. Eso no los llevará a ninguna parte.

Hay quienes por la naturaleza de sus trabajos o vida personal no necesitan estar muy formales. Vale. Pero tenemos noticias para ustedes: se puede estar cómodo y tener estilo. De hecho, muchas de las tendencias de moda apuestan por *looks* menos formales inspirados en el *sportswear*.

Por ejemplo, las mujeres pueden optar por jeans, pantalones de algodón holgados y acompañados con camisetas lisas y chaquetones para un estilo más urbano. También hay vestidos de algodón que pueden coordinarse con zapatos de piso. Los hombres lo resuelven bien con jeans, pantalones de algodón y suéteres o camisas, zapatos de suela de goma y una buena bolsa. ¿Cuál es el secreto de un buen look relajado? Hacer combinaciones armónicas.

El problema de la gente que asegura que no le importa la moda es que lo mezcla todo de forma arbitraria, no es que la ropa que tiene esté necesariamente mal elegida. Explora un poco con las paletas de color recordando los fundamentos básicos, como que los marrones combinan con beiges, verdes, anaranjados. Experimenta con dos tipos de combinaciones: las que son de la misma variedad tonal (café con *beige*) o las contrastadas (negro y rojo). Si tienes piezas estampadas, no las mezcles a menos de que estés absolutamente seguro de que la combinación es acertada. Para evitar errores, opta por poner una prenda estampada con una lisa, así no errarás.

e) Vestir a la moda

Éste es un sueño de muchos, alcanzado por pocos. Muchas jovencitas añoran tener las nuevas creaciones, lucir "a la última". En este terreno hay varias diferencias, nótalas.

Vestir a la moda versus *estar a la moda:* parecen sinónimos, pero no lo son. Una persona que viste a la moda sigue al pie de la letra las propuestas de los diseñadores y las grandes casas. Alguien que está a la moda, por otra parte, es más bien una seguidora de tendencias y no necesariamente una consumidora de todos los dictámenes de las grandes marcas. Los primeros, por lo general, tienen mucho poder adquisitivo, aunque no siempre buen gusto. Son los que pueden comprar toda una colección sin importar si las siluetas y cortes les favorecen, porque las revistas dicen qué es lo que hay que tener. Los que están a la moda son un poco más inteligentes. Su nivel económico es variado: pueden ser ricos, medianamente poderosos o hasta de recursos moderados; lo que tienen en común es su amor por la moda y saben perfectamente integrarla a sus vidas. El dinero no es limitante para aquellos que no pueden pagar una pieza de varios miles de euros. ¿Saben por qué? Porque conocen las tendencias y saben que la chaqueta militar, de mezclilla, ochentera, desestructurada, bordada o de lentejuelas que vieron en el desfile de Balmain, Balenciaga, Dior o Chanel podrán encontrarla en otro sitio a un precio más cercano a sus posibilidades. Este grupo de gente que está a la moda sabe combinar unos zapatos de Gucci con un vestido de Gap o una chaqueta de Yves Saint Laurent con unos jeans de H&M. Actualmente, esto es más valioso, práctico y moderno. El *káiser*, Karl Lagerfeld, dice que el mejor compañero de una chaqueta de Chanel son unos jeans.

Víctima de la moda versus *seguidor de la moda*: la frontera es a veces imperceptible. Si eres un amante de la moda a ultranza, puedes volverte su víctima muy fácilmente. ¿Cómo? Cuando las revistas, los medios de comunicación, la publicidad, los artistas y las celebridades te hacen sentir que si no tienes "la" bolsa o "los" zapatos de la temporada prácticamente no eres nadie. Todos hemos caído en este juego por lo menos alguna vez en nuestra vida. Muchas marcas han tenido *booms* mediáticos gracias a los cuales poseer cualquier cosa que hagan, aunque sea un espanto, era para nosotros como el oxígeno. Lo peor de estas compras impulsadas por el malsano deseo de estar a la última moda a toda costa es que, a veces, nuestra compra ni siquiera nos lucía bien y nos hacía ver cursis y ridículos. ¿Cuántas mujeres vimos en la calle portando orgullosas sus bolsas de pedacería de telas y piel, con colgantes, bordadas, llenas de pedrería, a veces sin ton ni son y que honestamente no combinaban con nada? ¿O a cuántas otras hemos visto caminando trabajosamente sobre unos tacones con los que sólo las modelos pueden caminar y porque les pagan para hacerlo? Éstos son casos claros de cuando la moda nos victimiza. Así que ¡cuidado! ¡No te sometas a la moda!

Sin embargo, un seguidor de la moda realmente es más interesante, atractivo. Podrás verlo con los zapatos más extravagantes de la temporada, pero acompañados de unos jeans o un traje sastre para darles versatilidad. Llevar un traje clásico y unas botas extremas de Dior Homme, o bien, la chamarra de cuero más extravagante de Gucci, pero puesta con unos simples jeans o unos pantalones de lana más bien clásicos.

Escucha atentamente las propuestas de moda, analízalas, pruébatelas y enamórate de ellas. Pero aprende a verlas no sólo con el corazón, sino también con la cabeza: ve si la prenda en cuestión te queda, te favorece y es suficientemente versátil. Entonces, hazla tuya y úsala con la cabeza bien alta. Ésta es la única forma en que la moda no te victimizará y lucirás *ad hoc* en cada ocasión.

Comprar moda y tendencia requiere, en tiempos como los que corren, mucha sangre fría. No puedes comprar piezas de supertendencia (una bolsa llena de pedrería y lentejuelas de Dolce & Gabbana, por ejemplo) y pretender usarla por más de una temporada. Son inversiones altas que no reditúan. Si quieres ser un seguidor fiel y constante de la moda debes asumir que es una afición cara, injusta y que siempre te representará un gasto desproporcionado. Para comprar moda debes hacerlo con inteligencia. Invierte en clásicos, piezas que se vean bien hoy, mañana y en 10 años: la bolsa 2.55 de Chanel. Quien compró una bolsa Lady Dior hace 15 años seguro que puede seguir usándola, pero, acaso, ¿ustedes creen que todas esas mujeres que compraron las bolsas estampadas en periódico de Dior hace casi 10 años las han podido volver a usar? Quizá regresen, después de un tiempo considerable, como un accesorio *vintage*, pero, para ser francos, no le redituaron a sus compradoras el valor de su dinero.

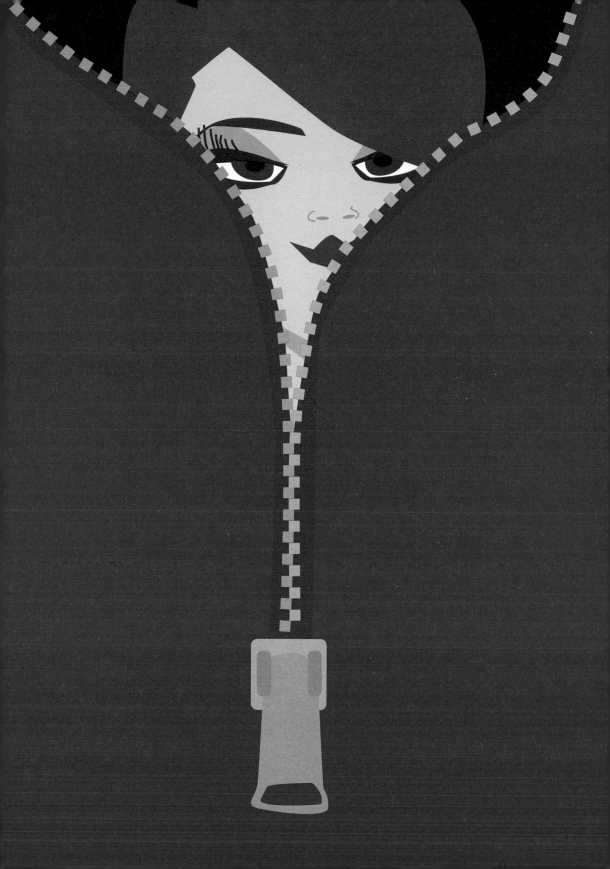

CAPÍTULO VII

EL ESTILO EN EVOLUCIÓN

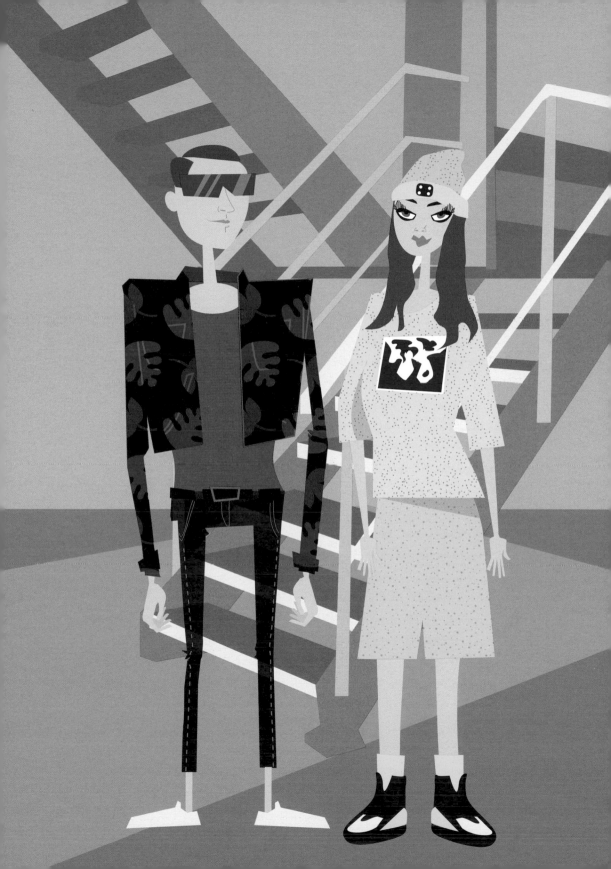

CAMBIO A TU FAVOR

Las reglas las pones tú En 1947, gracias a su revolucionario *New Look*, fue Christian Dior quien comenzó a dictar el ritmo de la moda en el mundo. Era de esperarse: con la escasez de textiles en toda Europa a causa de la Segunda Guerra Mundial, la llegada de la falda "corola", hecha con metros y metros de tela, fue una verdadera sensación. Así que el diseñador se dio vuelo bajando y subiendo el largo de las faldas, ciñendo u holgando las prendas, descendiendo, subiendo u omitiendo la línea de la cintura, primeramente para ofrecer novedad, pero, además, con la finalidad de que las mujeres tuvieran que comprar ropa nueva con más frecuencia.

No obstante, la dictadura de la moda fue perdiendo fuerza con el tiempo, y a finales de los años noventa se invirtieron los papeles: era el consumidor quien elegía qué tendencia adoptaba y cuál rechazaba. Esta posibilidad de elección encumbró a muchos diseñadores y mandó al olvido a otros tantos. La realidad era contundente: el usuario tenía la última palabra, y tanto los creadores como los empresarios trataron de tomar en cuenta el gusto del público para poder vender ropa.

Esa fórmula invertida también hizo que, en lugar de que la ropa en la calle estuviera inspirada en la obra de los grandes diseñadores como en los años sesenta y setenta, las grandes casas de moda tomaran ahora elementos urbanos para integrarlos a sus colecciones. Después se agregó otro elemento a la ecuación: la llegada de la *fast fashion* que, como Zara, replicaba los modelos que salían en las pasarelas tan rápido, que a veces sus prendas llegaban antes a las tiendas que aquellas en las que se habían inspirado. Se consiguieron fantásticas alianzas entre marcas de alta moda con H&M para colaborar en colecciones de edición limitada que inyectaron deseo y ambición al comprador. Ahí comenzó esta dinámica de poder vestir "de diseñador" a un costo razonable. Ésa también fue la gasolina que aceleró el consumismo voraz, porque con un presupuesto bajo era posible comprar mucho.

El consumidor, incluso el que tenía gran poder económico y estaba habituado a comprar alta moda, democratizó su ropa. En lugar de usar un *outfit* de una sola marca, como se hacía en el siglo pasado, mezclaba piezas de diseñador con otras de tiendas más masivas como Gap o Mango, por ejemplo. El consumo que originalmente respondía a una necesidad básica se convirtió en una cacería de ofertas y el clóset comenzó a rebosar con piezas de usar y tirar.

Con los blogs y la llegada de las redes sociales, especialmente Instagram, las tendencias se democratizaron y la dinámica de la industria se transformó por completo. Y aunque ciertas reglas de la moda han cambiado poco, hay otras que han evolucionado o se ven con nuevos ojos. La moda se transforma y lo mismo la forma en que la vemos. Es por ello que muchas cosas que solían disgustarnos ahora nos parece que no están tan mal. En los últimos años, lo políticamente correcto, lo elegante y "el deber ser" a la hora de vestir son conceptos que han cambiado radicalmente. Les pondremos un ejemplo: las sandalias con calcetines. Esta imagen que solíamos asociar con turistas poco habituados a viajar, de pronto se convirtió en moda. La idea, que nació en las calles y los guetos, alcanzó las pasarelas internacionales, y los diseñadores más sofisticados comenzaron a incluirla en sus colecciones. Antaño, en el caso de los hombres, era "de mal gusto" enseñar los calcetines al caminar: sólo se permitía al sentarse. De hecho, se formularon reglas para camuflarlos al usar el mismo tono de los pantalones o de los zapatos. Hoy, los calcetines han dejado de considerarse ropa interior para pasar a ser una prenda más de un atuendo, y si son visibles y divertidos, mejor. Por eso se llevan en colores y texturas variadas. Si analizamos un poco estos sucesos, nos damos cuenta de que la moda misma ha abrazado aquellos aspectos que se consideraban desagradables y logrado revertir su imagen. Es decir, convertir en cualidades sus defectos, y esto, queridos lectores, debería ser un *motto* no sólo a la hora de vestirnos, sino en nuestra vida en general.

En los últimos años, todo lo que ha sucedido en el mundo ha afectado la moda y nuestra forma de percibirla. Finalmente, los individuos han dejado en gran medida de vestir por obligación para empezar a hacerlo por placer. Esto significa que un gran porcentaje de la gente ya no lleva una tendencia porque se la dicte la moda, sino porque le gusta y le acomoda. Esa tiranía de la que hablamos, hoy no existe más. La moda ha dejado de imponer para comenzar a proponer y, gracias a esto, quienes la consumimos nos sentimos más afines a ella, más libres. De esa misma manera, ni tú ni nadie acepta más los designios divinos de los diseñadores: si te gusta el pantalón de tubo no lo cambiarás por uno de pierna amplia aunque lo propusiera la marca o la revista más importante. Las reglas estrictas se van relajando en pro de la creatividad; ya no es raro ir a una boda y ver a mujeres en vestido de calle, de coctel y de noche, lo mismo que a hombres de smoking, de traje o de combinación con saco sport. Todo está en que te perciban auténtico y cómodo con la elección que hayas hecho. Este movimiento, que se inició hace algunos años, cuando la mayoría de los diseñadores expresó su aborrecimiento por los *total looks* (el vestir de pies a cabeza de una misma marca), y que la estilista Patricia Field ha abanderado en sus trabajos para el cine y la televisión (*Sex and the City*, *The Devil Wears Prada*, *Memories of a Shopaholic* y *Emily in Paris*), es ahora la forma más fácil e inmediata de encontrar tu estilo personal, porque las reglas han cambiado y muy probablemente ésta sea la base de las transformaciones que puedan venir a futuro. Hoy, llevar una bolsa de Chanel con vestido de lentejuelas y unos tenis Adidas es *cool*, divertido y habla de una persona a quien le gusta la moda, pero que quiere expresar su propio estilo. Por esto, hoy más que nunca, los individuos nos vestimos, más que para agradar a alguien más, para gustarnos a nosotros mismos.

ESTILO PERSONAL

Vestir para ti mismo No olvidamos, de ninguna manera, lo que te hemos dicho antes en este libro sobre los aspectos que tienes que tomar en cuenta a la hora de vestir: tu profesión, tipo de figura, gustos y actividades cotidianas. Sin embargo, ahora todas estas reglas, que estaban pensadas para mirar hacia fuera, lo hacen hacia dentro. Sí, puedes trabajar en una oficina y tener la obligación de usar vestido o traje, pero antes las opciones para este tipo de prendas eran más limitadas que ahora. Por ejemplo, tu vestido puede ser de seda, mezclilla, algodón, lino, tejido de punto o un material sintético, y funcionar igual de bien para el mundo corporativo. En el caso de los hombres, las posibilidades de verse bien en un entorno laboral han aumentado y, ahora, estar presentable puede ser también cómodo, *fashion* y hasta divertido. Y esto viene de que se nos ha dado la oportunidad de elegir entre una gama más amplia de alternativas y, en ellas, encontramos opciones que nos agradan a nosotros, antes que a nadie más. Lo interesante de este nuevo enfoque del vestir es que ha conseguido que cada vez más personas se sientan seguras de sí mismas, lo cual les inyecta poder y, por consiguiente, les permite gustar también a su entorno.

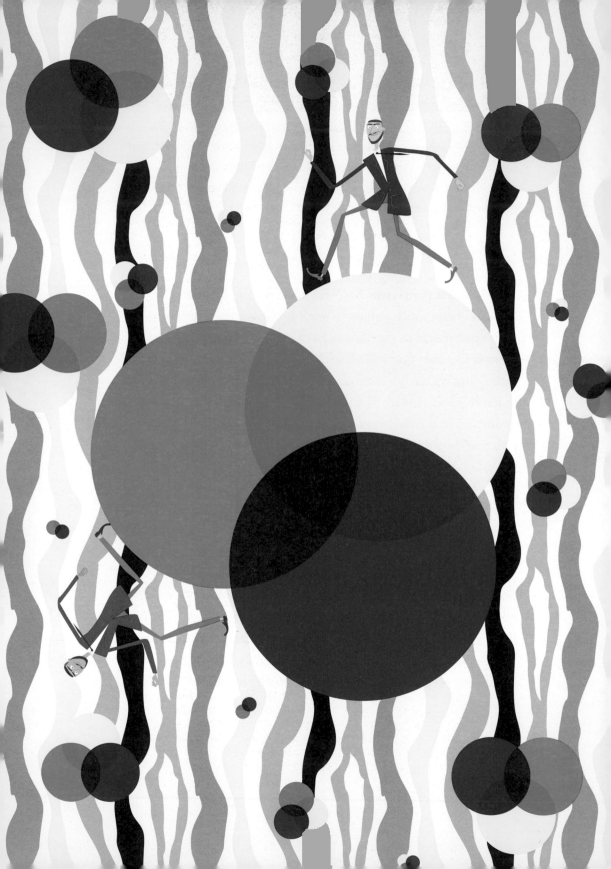

OPCIONES PARA TI

Si no has conseguido llegar al punto de sentirte pleno con tu estilo y gustarte de verdad, te damos un par de reglas para que lo consigas.

EN EL TRABAJO

Ellas: Jueguen con colores, estampados y acabados novedosos para dar alegría y *punch* a sus atuendos corporativos. Por ejemplo, una blusa estampada en flores bajo un traje formal lucirá perfecta.

Ellos: Gocen con el color de las prendas. Hoy más que nunca todo se vale y cualquier tono puede verse chic. Cambiar los zapatos de vestir por tenis de piel o zapatos híbridos es supermoderno, cómodo y *fashion*.

Ambos: Experimenten con materiales nuevos: algodones elásticos, mezclas de fibras e incluso con cortes de prendas innovadores. Y si los estilos que les gustan son más sport, no se preocupen, porque cada vez existen más opciones formales con giros casuales, como los pantalones *joggers* de vestir.

EN EL OCIO

Ellas: Las reglas han cambiado y siguen variando todos los días, así que, en este caso, inspírense en las revistas, fotografías de moda o en las redes… y luego hagan su propia versión al gusto. Para salir de copas, todo se vale: desde jeans con zapatos enjoyados hasta vestidos largos con tenis. Lo importante es la actitud y que lo que decidan ponerse lo lleven con el orgullo de saber que es una extensión de su personalidad. Ser genuinas es su mejor accesorio.

Ellos: ¿Jeans y sacos de smoking? ¿Brocados y lentejuelas con tenis? ¡Por supuesto! Si es su rollo, adelante. Sólo consideren los códigos de vestir de los lugares a los que vayan y, dentro de ellos, dense libertad. Pantalones de vestir con tenis, shorts con saco o, simplemente, una camisa pulcra con unos jeans y zapatos de vestir, con o sin calcetines. Depende de ustedes, de su comodidad y de que sea de su agrado lo que vean en el espejo.

Ambos: Jueguen al estilo "híbrido" y mezclen prendas que usarían en dos ocasiones completamente distintas. Por ejemplo: lo que se pondrían para ir a un concierto, saliendo de la oficina. Las posibilidades son muchas. Sólo un consejo: ejerciten la autocrítica, y si ven que lo que llevan puesto no tiene mucho sentido, es porque seguramente así es. Recuerden que una de las primeras y más importantes condiciones para tener estilo es no salir de casa si algo no nos queda, nos incomoda, nos provoca inseguridad o dudas. Tienen que sentirlo: si les gusta y creen que les favorece, seguro que es un *hit*.

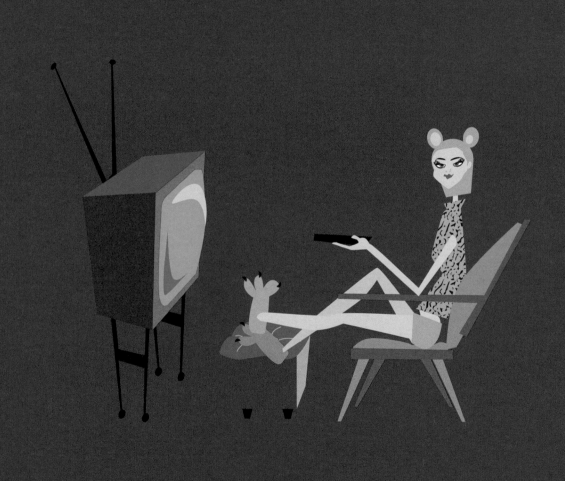

A TU MANERA

Moda para estar en casa Aunque las recientes circunstancias mundiales hayan tenido mucho que ver con el cambio tan dramático que ha sufrido la vida laboral, este movimiento ya se venía gestando desde hacía tiempo. Los términos *leisurewear* o *homewear* fueron vertientes de la moda casual con los que muchas firmas llevan ya un buen tiempo aventurándose. Desde las de *fast fashion* hasta las de alta moda han encontrado una gran oportunidad en vestir a las personas que requieren comodidad para trabajar o para quienes laboran desde casa y no tienen la necesidad de vestirse formalmente para hacerlo.

Si bien las prendas creadas para estar en casa tienen básicamente ese uso, no sólo sirven para llevarse dentro de los confines de tu hogar: de ahí su encanto. Cuando nació el concepto de moda *sport* en los años sesenta, se trataba de prendas inspiradas en la ropa deportiva, pero no eran necesariamente para ejercitarse. La prenda más representativa de este estilo es la sudadera, que saltó de los gimnasios directamente a la calle y, hoy, las de diseñador pueden alcanzar precios de varios miles de dólares. Con el *leisurewear* sucede lo mismo: es un concepto para estar en casa, pero que puede verse coherente fuera de ella. Se trata de híbridos entre pijamas, ropa deportiva y prendas casuales. Su principal característica es la comodidad, por lo que los materiales con los que se confeccionan estas prendas tienen que ser suaves al tacto, elásticos y de corte holgado. Su principal inspiración viene de las pijamas y las prendas *boudoir* (batas, negligés y pantuflas), pero también se inspiran en los pants. Por ello este tipo de prendas ejerce un amplio rango de diseño: puede ir de lo limpio y sencillo hasta lo excesivo y barroco. De hecho, encontramos ambas posibilidades en las firmas de moda masiva –Zara, H&M, Uniqlo, American Vintage– o en las de lujo –Gucci, Prada, Brunello Cucinelli–, que satisfacen los gustos más sencillos con opciones en colores neutrales o pasteles, y para los más *fashion* están los estampados y bordados. Gucci, por ejemplo, ha hecho de este estilo parte de su filosofía creativa en los últimos años; trajo de vuelta los *mules* (zapatos de meter) o zuecos, pero, para darles un toque original, los forró con piel de pelo, con lo que les dio un extra de comodidad, a la vez que hacía un guiño a las pantuflas que usaban nuestras abuelas. También puso de moda las pijamas de seda –para hombre y mujer– y las batas, que lo mismo se llevan como vestidos, que como ensambles o sobretodos.

El nuevo guardarropa ha sido objeto de cuestionamientos; se ha depurado y elegido de manera que, sin tener tantas prendas, resulte más eficiente. Hay quienes amamos el volver a usar nuestros bolsos o prendas más distintivos, pero hay quienes jamás volverán a sacrificar su bienestar por lucir espectacular por unas cuantas horas. Lo cierto es que, como dueños de esa fabulosa herramienta que es la ropa, ya sólo nos hemos quedado con lo que nos acomoda en esta nueva etapa de nuestra vida, y que encaja mejor con nuestro nuevo estilo. No nos extrañaría que te niegues a volver a subirte a tus zapatos, probablemente hayas descubierto que puedes sobrevivir con menos prendas y es factible que prefieras las siluetas holgadas que las encorsetadas, pero recuerda que la "comodidad" no sirve de nada si te resta seguridad o poder. Reflexiona en lo que perderías y en lo que ganarías con tus nuevas elecciones de moda. Si lo tienes claro, adelante. Es tu prerrogativa.

CÓMO USARSE...

En tu casa, usa la ropa estilo *leisurewear* como te apetezca: estas prendas son la opción ideal para no llevar puesta todo el día la pijama con la que duermes. Son ideales para sentirte vestido, arreglado y a gusto contigo mismo, justamente por lo que hablábamos de vestirte para ti.

Si las portas fuera de tu casa, procura que el atuendo no parezca por completo una pijama y balancéalas: puedes llevar un pantalón tipo *jogger* con una chaqueta, un traje con unas *slippers* –como se les llama oficialmente a estos zapatos–, ponerte un pijama de seda con unos taconazos y tu peinado pulido, o bien, una bata o kimono como tu prenda de abrigo con una estupenda bolsa y tus labios satinados.

SIN LÍMITE DE GÉNERO

¿Niño o niña? Hoy, la gente se cuestiona de quién fue la idea de asignarle el color rosa a las mujeres y el azul a los hombres. Si hacemos un análisis, con la salvedad de la ropa interior, que está anatómicamente construida para dar sostén o cubrir áreas específicas de nuestro cuerpo, el resto de la ropa puede ser usada lo mismo por hombres que por mujeres. Ya en los años setenta el movimiento unisex dio vida a prendas versátiles que lucían igual de bien −o de mal− en ellas que en ellos. El mismo espíritu volvió en los años noventa, pero en esta ocasión con las fragancias. Ahora, esta filosofía ha ido un nivel más allá y ya no se hace llamar *unisex*, sino que se denomina *genderless*, o sin género. Y a pesar de que en efecto muchas firmas han lanzado prendas para cualquier sexo con cortes y proporciones favorecedores para todo tipo de cuerpo, ahora lo que muchos individuos han adoptado, como una forma de encontrar nuevas formas de expresarse a través de su ropa, es tomar algo del género opuesto. Los hallazgos de esta experimentación han sido fascinantes y han abierto nuevos caminos de expresión a través de lo que usas. Así como las mujeres usan sacos y chaquetas de hombre, jeans y zapatos masculinos (los tipo bostoniano son los favoritos de muchas), los hombres han encontrado fascinación con las bolsas, la joyería, camisetas, suéteres e incluso zapatos de tacón, cuando los encuentran en su talla. El maquillaje también se comparte, y sin duda el barniz de uñas puede verse en manos femeninas y masculinas.

Por supuesto que si es una tendencia que te gusta, tienes que observar ciertas reglas para que ese "préstamo" que haces del sexo opuesto funcione: el balance es fundamental. Intenta que las prendas que tomes prestadas o que robas al sexo opuesto sean proporcionales a las tuyas, porque, de otra forma, el resultado puede irse al disfraz. Por ejemplo, si eres chica: lleva una camisa y corbata de hombre, pero con una falda y joyería notoria, o usa una chaqueta masculina con shorts o falda. En el caso de ser hombre: si llevas una bolsa del género opuesto, trata que el resto de tu atuendo sea más masculino para conseguir un efecto contrastante, que es mucho más interesante. Lo mismo con las joyas, el maquillaje o barniz de uñas. El efecto perfecto es una mujer con toques masculinos y un hombre con toques femeninos.

ADIÓS AL PASADO

Nuevas formas de comprar… y de vestir En esta búsqueda de individualidad en la que nos hemos embarcado en pos de conseguir nuestro propio estilo, también descubrimos nuevas formas de comprar, o de no comprar, porque también se vale. Estamos seguros de que en este momento ya existen muy pocas personas que arrasan con los centros comerciales o en los outlets como hace algunos años. Sí, seguimos comprando, pero hemos adquirido nuevas conciencias. La firma española de moda Adolfo Domínguez ha adoptado en los últimos tiempos una campaña de publicidad que, aseguran, es su filosofía de marca y pretenden que se vuelva parte de su ADN. En sus vestidores hay frases que rezan: "¿Realmente lo necesitas?" o "Piensa antes de comprar", y en sus anuncios han promovido prendas suyas, pero que son de hace veinte años, por ejemplo. Claro, pretenden mostrar la durabilidad y calidad de sus productos, pero también que una prenda de otras temporadas o que consideramos vieja puede seguirse viendo estupenda. Jean-Paul Gaultier, quien canceló su línea *prêt-à-porter* recientemente, asegura que el ritmo de consumo de la sociedad está matando la moda y, peor aún, contaminando terriblemente el planeta. Por eso es importante pensar bien de dónde saldrá la siguiente prenda que queremos usar: lo mismo puede venir del fondo de tu clóset —algo que olvidaste que siquiera tenías—, de una tienda *vintage* o de una app de venta de segunda mano.

NUEVOS VIEJOS AMIGOS

Comprar –y vender– ropa de segunda mano La ropa usada y de segunda mano solía ser bastante despreciada, porque usarla podía tener connotaciones negativas desde un enfoque clasista. Hoy la vemos de otra forma, para fortuna nuestra y del planeta. Como antaño la ropa estaba pensada para durar más, cuando la gente se deshacía de ella era porque estaba casi inservible. Ahora, en el mundo entero la ropa se usa tan pocas veces que, generalmente, cuando la desechamos está casi nueva. De modo que tendría casi que ser obligatorio darle una nueva vida a la ropa usada. Por eso se han puesto tan de moda las tiendas de segunda mano y las *apps on line* para comprar y vender la ropa que ya no usas.

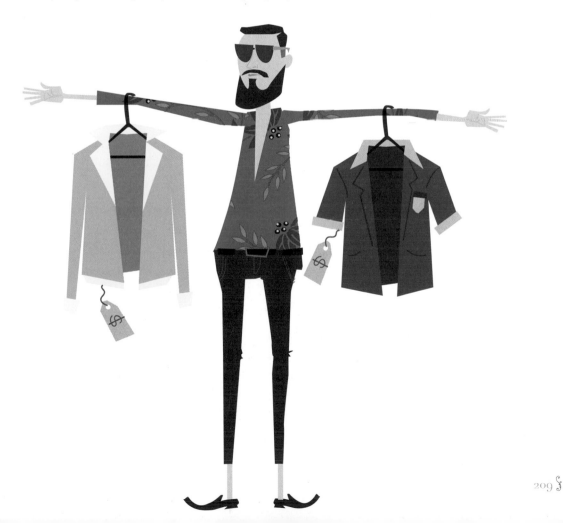

Primeramente, hay un par de aspectos que debes tomar en consideración: la edad de la ropa que quieres reciclar. Si tiene más de diez años, debe considerarse *vintage* y, de acuerdo con el diseño o la marca, puede tener un valor especial. Esto es importante que lo tengas en cuenta tanto al comprar como al vender. En las tiendas de segunda mano normales no hay mucha ropa de diseñador y, si la hay, está separada para que los clientes interesados la encuentren fácilmente. El resto de la ropa es de una variedad infinita, y ahí lo único que hay que hacer es buscar y probarte lo que te guste, las veces que sean necesarias, hasta encontrar algo que te represente. Se pueden descubrir verdaderas joyas, lo mismo piezas de diseñadores importantes pero poco comerciales o de mucha calidad de confección y estupendos materiales. Por ello, además de que la prenda te agrade, revisa la etiqueta de composición y todos sus detalles. En Europa, la ropa de segunda mano es tan socorrida que en muchos casos los encargados de las tiendas ni siquiera hacen una búsqueda previa, así que el cliente puede encontrar piezas de diseñador a precios minúsculos.

Cuando quieras comprar o vender ropa o accesorios de diseñador, entonces debes acudir a tiendas especializadas o *apps*. En una tienda establecida, tus compras serán más seguras, porque en caso de tener un problema posterior puedes volver y reclamar. Para comprar *on line* es importante que extremes precauciones, porque si no eres cauto pueden venderte una falsificación.

TIPS PARA COMPRAR ON LINE

- Comprueba la seriedad del sitio, consulta foros y su historial.
- Cuando te interese una pieza, pide la máxima información posible para comprobar que es original: tarjeta de autenticidad, fotos de los herrajes, detalles, número de serie, funda y, si es posible, ticket de compra.

- Siempre compra en sitios que te ofrezcan garantías: que si recibes algo de cuya originalidad dudes puedan devolverte el dinero.
- Si eres tú quien quiere vender, ofrece a tu posible comprador lo mismo que pedirías en su lugar: fotos detalladas de la prenda, costuras, botones, acabados, herrajes, cierres, aplicaciones, decorados, etiquetas y números de serie o sellos de marca. Incluso es preciso fotografiar o comunicar si la prenda o accesorio tiene un defecto o imperfecciones por su uso. Con esto darás más confianza a tu comprador.
- ¿Vas a comprar a través de redes sociales? Extrema precauciones también, porque es muy común que muchas personas que venden por estas plataformas ofrezcan copias o prendas de muy baja calidad que distan enormemente de lo que anuncian. Para protegerte, paga a través de PayPal, revisa los comentarios de otros compradores y, además, busca la prenda que quieres adquirir en otros sitios web: muchas veces puedes encontrarla a mejor precio y con más seguridades de compra.

NO ES LO QUE GASTAS, SINO LO QUE AHORRAS

Comprar en oferta Esto nos fascina a todos. ¿A quién no le gusta pagar menos de lo que marca la etiqueta? Y dado el ritmo vertiginoso que ha adquirido la producción de moda en los últimos años, comprar con descuento ya no se reduce a dos temporadas al año, sino que todo el tiempo hay promociones y rebajas por doquier; sólo hay que estar atentos para cazarlas. Si bien las mejores rebajas son las de fin de temporada, puedes comprar con descuento en los outlets físicos u *on line*. Para hacerlo óptimamente en rebajas, toma en cuenta dos aspectos que te ayudarán a ser asertivo en tus adquisiciones: compra algo que ya habías visto y que esperabas a que redujera su precio, o lo que realmente necesites. Es muy fácil volverte loco cuando ves que todo tiene precios bajos, y si compras cosas por impulso, aunque no las necesites, al final casi hubiera valido más que compraras lo que querías a precio completo. Recuerda: algo muy barato que nunca vas a usar será lo más caro que hayas comprado en tu vida. Además, lo que compres por su precio, y no porque sea realmente tu estilo, suele terminar no sólo siendo basura para tu clóset, sino también para el planeta.

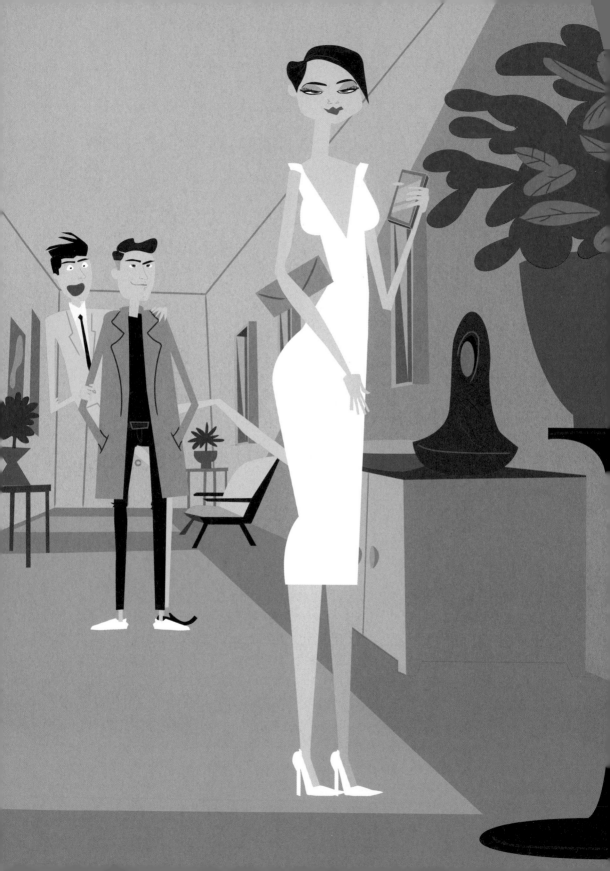

CAPÍTULO VIII

TÚ ANTES QUE LA ROPA

VERGÜENZA, PARA QUÉ TE QUIERO

Shame on you Las reglas de la moda son atajos para verte como una persona funcional en la sociedad y el trabajo: coherente con tu profesión, como parte de tu círculo de amigos, con el *outfit* correcto para la ocasión y vistiendo tu cuerpo para favorecerlo. Pero a veces estas reglas también parecen confabularse para hacernos sentir que todos debemos lucir más delgados y altos. Indudablemente hay efectos visuales que nos ayudan a distraer la atención de zonas que no queremos obviar, pero de ninguna manera eso implica que te avergüences de tu cuerpo, que está ahí para que lo vistas y disfrutes la ropa con él.

La aceptación no es lo más frecuente en el ser humano, especialmente cuando hemos sido bombardeados con imágenes de personas que parecen perfectas. Lo irónico es que ni ellas lo son. Nosotros, que hemos estado en las sesiones de fotografía y vemos llegar a las modelos y celebridades en pants, despeinados y sin gota de maquillaje, podemos decirte que la realidad no tiene nada que ver con lo que aparece en las páginas de las revistas o las películas. Primero que nada, es preciso recordar que estos individuos viven de su imagen, y mientras que nosotros dedicamos ocho horas a trabajar, ellos las pasan haciendo ejercicio, sometiéndose a dietas o tratamientos y consultando a todos los expertos de belleza para verse siempre mejor. Por si fuera poco, en las producciones de fotos, televisión o cine hay siempre un equipo especializado para vestirlos, maquillarlos, peinarlos, iluminarlos, fotografiarlos y retocarlos. Sí, leíste bien: retocarlos hasta que se vean estupendos. Quien tenga la piel dañada por el acné, la cabellera reseca como desierto, el rostro carente de firmeza o con un evidente "abuso de pizzas", con un poco de Photoshop queda arreglado. Puede ser que algunos de ellos tengan, en efecto, un físico privilegiado gracias a la genética, pero a muchos otros les ocultan los defectos de cuerpo, pelo o piel. Nosotros, en cambio, no somos guapos por profesión sino por gusto, así que, si bien nos va, hacemos ejercicio o comemos más o menos sano. Pero no tenemos el tiempo, ni la economía, para acceder a todos los privilegios que hacen las siluetas esculturales o los rostros radiantes de los modelos o actores. Por lo cual, compararnos con ellos es ridículo, aunque, por desgracia, ese hábito es muy frecuente.

El remedio para evitar sufrir por sentirnos inadecuados no está en agendar todo lo que hacen Jennifer Lopez o George Clooney para verse regios, sino abrazar nuestro físico con realismo, compasión y amor. Es decir, si tienes unos kilos de más o unos centímetros de menos, imperfecciones en la piel o poco pelo, deja ya de pensar en el "hubiera" y comienza a usar la ropa como esa herramienta maravillosa que te infunde poder. Se vale ponerte plataformas para verte más alta o vestir de negro para sentirte más esbelto, pero mucho más que eso, lo ideal es que no pierdas tiempo lamentando lo que no tienes y agradezcas lo que sí: el privilegio de estar con vida, salud y poseer un cuerpo y un rostro, hechos para que los disfrutes y no para que los repudies.

La edad, el sobrepeso, el tono de piel, la celulitis, la estatura, la discapacidad, ya no son un obstáculo para que te sientas libre, dueño de tu destino y con la capacidad de darte el gusto de ser tú, sin vergüenza o disculpas. Recurre a los colores que te hacen vibrar, ponte esa prenda que te llena de estilo y seguridad, date el lujo de llevar las lentejuelas a la junta de trabajo o los zapatos de charol que compraste para el smoking (y que nunca más has usado) y llévalos con tu traje para sorprender a todos en la oficina. Olvídate del mañana, del próximo año o de la conclusión de la década, sé tú hoy y goza el privilegio de tener tu propia originalidad.

Basta, también, de criticar a los demás. Porque, en el fondo, estás cobrándoles una factura por tus esfuerzos para alcanzar la perfección o la frustración de no lograrlo. Es preciso que te quede claro: la perfección no existe. Lo que tenemos que fomentar tiene más que ver con una buena actitud y una estupenda autoestima. Otra cosa que debes valorar es ser único y original. Quienes se visten o imitan a los demás, jamás disfrutan verdaderamente de la ropa ni desarrollan su propio estilo.

¿CÓMO DISTINGUIR SI LA ROPA TE DA PODER?

- Te das cuenta de que la gente te mira con admiración y sabes que esa seguridad de haber acertado con tu atuendo es reflejo de tu autoconocimiento y amor propio.
- Después de ahorrar y suspirar por una pieza que fue por meses o años tu objeto del deseo, cada vez que la usas, te sientes rey o reina del mundo.
- Te has dejado de preocupar por la aceptación de los demás y te concentras en tus gustos, caprichos y ganas de experimentar al vestir.
- Sabes distinguir entre el apego emocional a las prendas (lo que te regalaron tus padres, el saco con el que te casaste o el traje que compraste con tu primer salario), lo que ya no va con tu estilo y lo que verdaderamente te llena la pupila, el ego y el corazón.
- Notas que algo cambia en tu actitud, para bien, al ponerte esa prenda o accesorio que te hacen sentir irresistible y con el triunfo asegurado.
- Has logrado expresar tu genuina personalidad a través de cómo te vistes.

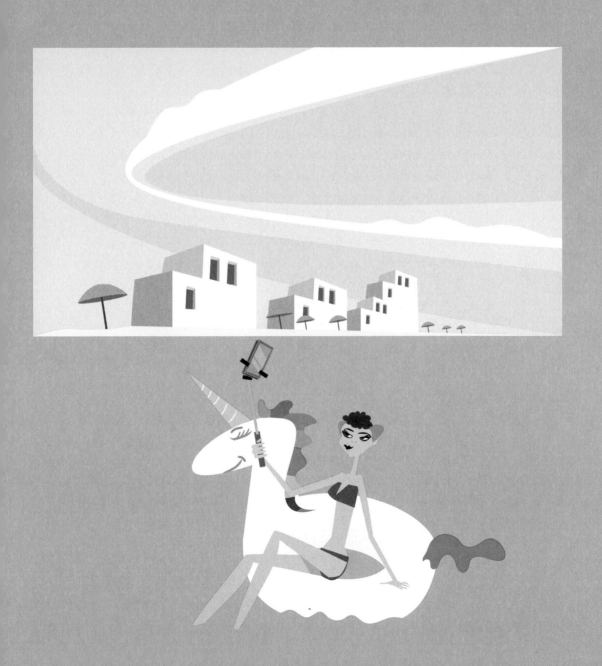

EN LA MINIPANTALLA

La vida en las redes Antaño, lo que veías en las revistas te
parecía inalcanzable porque las mujeres u hombres eran modelos
o celebridades. Ahora, en las redes, supuestamente vemos a gente
real, incluso conocida, disfrutando a lo grande, vistiendo de marca
de pies a cabeza, mostrando cuerpazo, pelazo y piel de porcelana.
Pero a pesar de que la mayoría de nosotros ya sabemos que sus
fotos también están truqueadas, retocadas y llenas de filtros, no falta
quien se sienta insuficiente, inadecuado, mediocre y poco atractivo
al compararse con ellos.

Dejemos de lado a los que cantan y van tras los retos en TikTok
y concentrémonos en los que muestran sólo la cara luminosa de
su vida. Sabes que omiten mostrarte su estrías, sus ojeras o los
momentos en que están en plena depresión, ¿verdad? El que sabe
usar las redes las manipula para verse en los puntos culminantes
de su cotidianidad, de manera que dé la impresión de que así se la
pasa todo el tiempo. Con esa verdad por delante, tanto la audiencia
como los anunciantes hemos decidido jugar a que lo creemos y
fingimos que lo que vemos es real: es como si juráramos que las
películas no son ficción. Puede que estemos locos, pero las horas
que consumimos el contenido de redes sociales no siempre son
constructivas ni reconfortantes para nuestro ego, prueba de que
somos una sociedad adicta a ellas.

¿Qué estás haciendo tú en redes? ¿Eres de los que esparce
su dolor o derrocha abundancia? Aquí también aplica el viejo
dicho de "como te ven, te tratan". Es decir, cuanta más felicidad
y prosperidad muestres, con mayor razón te relacionarán con esos
temas. Esto es importante porque, aun si no buscaras patrocinios

y contratos con anunciantes, todos, incluyéndote a ti, preferimos estar con alguien que goza y vive bien, a convertirnos en un paño de lágrimas del que sufre. Sí, sabemos que no parece genuino simular que sólo cosas buenas pasan en tu día a día. Pero las penas son para compartirlas con quien te quiere, puede contenerte y ayudarte; al resto de la audiencia poco le interesa.

También hay quienes han sentido la necesidad de aumentar de manera exagerada su guardarropa por la presión de no mostrar nunca la misma pieza en Instagram o de anunciar con fanfarrias el estreno de un par de zapatos. Pero no caigas en el error de creer que tu *influencer* favorito gasta una fortuna o tiene un armario repleto de ropa de diseñador. Esos chicos y chicas suelen vestirse con ropa prestada u obsequiada, justo para promover a las marcas que los patrocinan con este "intercambio": prendas para ellos e impactos a favor del diseñador. El problema es que muchos de nosotros no recibimos esos regalos y al lanzarnos a las redes con lo que hay en nuestro clóset nos sentimos como unos *losers* o se nos despierta la malsana ambición de tener muchas más prendas, aunque sólo sean para el *show off*. Ser víctima de esa trampa no es digno de un verdadero *fashionista*. Pues quien se precia de amar y conocer de moda, sabe darle muchos usos a la misma prenda y armar formidables looks con su propio y muy curado guardarropa.

El poder de la ropa nunca había sido tan obvio como en las redes. Estamos seguros de que conoces a más de uno que ha ganado buen dinero gracias a que viste bien. Si lo tuyo es tratar de brillar en estas plataformas, aprovecha todos los conocimientos adquiridos con este libro y viste para ganar.

VESTIR BIEN EN REDES SOCIALES

- En estas plataformas, como en cualquier otro medio, más que la ropa lo importante es el poder que ésta brinda. Si te sientes estupendo, sea del precio o marca que sea, lo proyectarás y te verás bien.

- Aquí aplica la misma regla de oro: si estás cómodo con lo que elegiste, así saldrás en la foto o video. Por lo tanto, elimina lo que te queda apretado, exageradamente largo o corto, tú sabes a qué nos referimos. Sácalo no sólo de tu Instagram, sino también de tu clóset. Si bien algunas aplicaciones pueden desarrugar prendas y eliminar lo que puede causar una prenda muy ceñida, lo mejor, tanto en la vida real como en las redes, es que uses ropa con un estupendo *fit*. Tu talla, tal cual, es la correcta. No hay nada más poderoso que una persona que se siente bien en sus zapatos (y en el resto de su atuendo).

- Los colores que te favorecen también suelen darte luz, además de hacerte ver más saludable y atractivo. Usa, tan frecuentemente como puedas, los que te encanten, porque estos beneficios son gratis y muy notorios.

- Si vas a usar filtros o a retocarte, sólo recuerda: todo con moderación. Puede que quieras favorecerte. Se vale, todos lo hacemos. Pero el punto es que seas reconocible no sólo en la imagen que posteas, sino en persona. Sería muy desagradable que todos te vieran espléndido y que en vivo nadie te reconociera.

- Nunca subas una fotos que demeriten tu imagen o integridad. Tú eres el o la editora de esas redes y tienes la ventaja de ayudarte e impulsarte a triunfar con ellas. ¿Por qué no sacar ventaja de eso?

- La regla de oro tanto en las redes sociales como en tu vida real es: no viste mejor el que gasta mucho dinero o tiene un armario atascado de ropa, sino quien sabe armar un guardarropa poderoso y lo sabe combinar de múltiples formas.

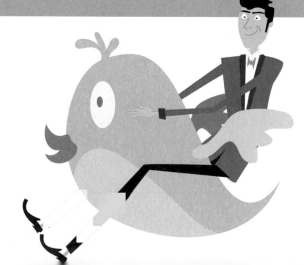

EL DERECHO DE PERTENENCIA

Igualdad en las redes La relación del lector con sus revistas favoritas tuvo siempre un dejo de contradicción: por un lado, había un placer perverso al ver, por ejemplo, mujeres con una belleza espectacular cuyos delgadísimos cuerpos lucían la ropa de alta moda como nadie. Por el otro, existía un resentimiento porque en todas esas lustrosas páginas no había nadie que luciera como gente real, como ese o esa lectora. Pero las redes han puesto alto total a esa ambivalencia. Quien leía revistas impresas era una audiencia de grandes ojos, pero muda. Hoy, en cambio, todos tenemos una voz, una opinión, y nada resulta más fácil que expresarla, ya sea con nuestro nombre o bajo el anonimato de un seudónimo. Ese punto de vista, utilizado constructivamente, nos ha brindado un mundo más inclusivo en revistas y cualquier otra plataforma que se dedique a la difusión de la moda.

A las redes podemos agradecerles que se valga todo. ¿Eres robusto y quieres mostrarnos cómo te vistes para ir a una boda? ¿Tienes las piernas muy delgadas y te encanta fotografiarte en traje de baño? ¿Tienes ochenta años y un gran estilo? ¡Adelante! Se trata de dar un ejemplo e invitar a que las personas no sientan que están excluidas si no tienen la talla, el color de piel, el presupuesto o las marcas exclusivas que "se supone" te hacen un hombre triunfador o una belleza de mujer. Aquí lo que cuenta es tu seguridad y que, al mostrarla, la contagies a los demás. Es decir, tu confianza en ti mismo puede alimentar la de muchos otros en tu audiencia. Puedes inspirar y también animar a otras personas a que vistan sin prejuicios. Eso es ser un verdadero *influencer*.

Todos somos famosos Con tantas redes sociales gratuitas se nos ha brindado la posibilidad de mostrarnos ante el mundo cada vez que nos venga en gana. Todos, de una manera u otra, tenemos las mismas oportunidades de usarlas a nuestro favor.

Lo primero que hay que entender, sin embargo, es que esas mismas redes nos han quitado la individualidad como personas de a pie, para convertirnos en nuestras propias marcas. Sin ser conscientes, estamos haciendo una pequeña campaña de promoción cada vez que subimos una foto. Con nuestra actitud, lo que llevamos puesto y las personas con las que nos rodeamos, hablamos, sin decir palabra, de nuestros valores y metas. Damos una idea, voluntaria o involuntariamente, de lo que somos y de lo que la sociedad, incluyendo nuestros posibles jefes, socios o parejas sentimentales, pueden esperar de nosotros. Estamos anunciando, en resumidas cuentas, nuestros talentos y virtudes… O por el contrario, puede que hayamos estado afectando nuestra reputación o futuro por no usar las redes con astucia y responsabilidad.

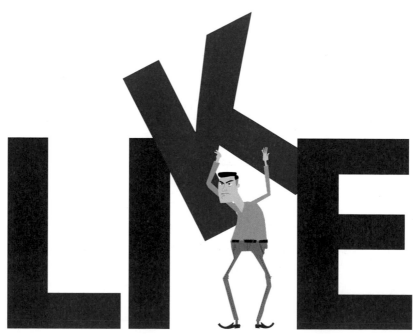

Es de todos sabido que actualmente las empresas, antes de contratarte, revisan tus redes sociales. Lo mismo sucede con tus pretendientes o tus amistades actuales o pasadas. ¿Qué estás diciendo de ti? Y, para nuestro tema en este libro: ¿cómo te estás vistiendo para la ocasión?

Si tu mundo es la moda, las redes sociales tienen que proclamarlo a través de imágenes contundentes de tu fabuloso estilo. Piensa en tus atuendos como esculturas: tu ropa es la materia prima y tú te verás como un artista en ella. El punto es ser coherente con tu manera de vestir y tus metas en las redes. Y si por otra parte, eres un intelectual o no tienes interés real en tu guardarropa, te decimos lo siguiente: si tienes que tomar una decisión para vestir todas las mañanas, y encima vas a mostrarte ante una audiencia enorme en tu Facebook o Instagram, ¿por qué no hacerlo para ayudarte?

Las redes sociales tienen su propia lógica y esto te permite mostrar varias facetas de tu vida que conformen un verdadero perfil. Pongamos el ejemplo de un profesional en nutrición. Podemos verlo en algunas fotos en el gimnasio: en actitud y *outfit* para reafirmar que es un *pro* en su rutina diaria. Después veremos algunas imágenes de él cocinando, vestido de manera casual, cómoda y que nos haga sentido verlo a cargo de su alimentación. Pero también está la oportunidad de que nos muestre su ropa más formal, cuando está dando una conferencia en un congreso importante sobre los *super foods*. Tener buenas fotos y mucho que decir sobre ti ayuda, ampliamente, a formar un perfil funcional en las redes. No obstante, la ropa, al proporcionar un impacto visual, será una aliada perfecta para conseguir tus fines y triunfar.

Como en todo lo que hemos escrito en este libro, nuestro interés primordial es que encuentres en la ropa esa herramienta a tu alcance para optimizar tu vida social y laboral. Ya has invertido en ella, ahora te toca encontrar las múltiples formas de hacerla tu aliada para crear cosas maravillosas en tu propia historia… ¡vistiendo con todo el poder!

CONCLUSIONES

Después de exponer nuestros puntos de vista y manifestar nuestras
firmes creencias en el poder que tiene la ropa, necesitas digerir
la información. Como todo consejo en la vida, hay que meditarlo
y madurarlo para decidir cómo y hasta dónde puedes o debes
seguirlo. No hay verdades absolutas y mucho menos cuando se
trata de gustos. Lo que sí hay son pruebas, ensayos y experimentos
recurrentes que reflejan ciertas constantes. Justo en éstas nos
hemos basado para escribir este libro. Tras las casi tres décadas
que llevamos trabajando en el maravilloso negocio de la moda,
nos hemos percatado de cómo la buena elección de un atuendo
es decisiva para lograr lo que te propones: desde ser la más guapa
de tu reunión de exalumnas de la escuela, hasta impresionar a la
persona que te entrevista para un puesto de trabajo. Asimismo,
hemos comprobado con tristeza cómo la mala accesorización, un
vestido mal elegido o un maquillaje inadecuado han arruinado una
posibilidad estupenda y en la que pudo más la mala imagen.

Como sabes, estamos de acuerdo con la experimentación
a la hora de vestir porque gracias a ella encontrarás tu estilo.
Sin embargo, probar lo que te queda bien o no te queda, lo que
resalta tus virtudes o no, debe hacerse en situaciones en las que
no se arriesgue nada. Aventúrate cuando estés con tu familia y
amigos cercanos y escucha lo que te dicen. Acepta críticas sinceras
y trata de descartar las que sólo son para elogiarte o atacarte
gratuitamente. Con esto, ve formando tu propio criterio acerca de
tu forma de vestir. Después, sigue las reglas que te hemos ofrecido y
verás que puedes lograr grandes cosas, incluso extraordinarias.

Te daremos dos ejemplos muy claros. Un practicante en una
importante agencia de relaciones públicas en México llevaba ya
un año y meses con su posición de trabajo, donde vestía casual,
casi siempre de jeans y tenis. Pero un día, por consejo de alguien,
decidió cambiar un poco su estilo y comenzó a usar pantalones
de gabardina, camisas de vestir y esporádicamente sacos *sport*.

No había pasado mucho tiempo cuando un día su jefa lo llamó para decirle: "Ya estás listo para llevar una cuenta tú solo". Él, agradecido y sorprendido, le preguntó a su directora por qué hasta ahora, cuando se había sentido capaz para esa responsabilidad desde su ingreso a la compañía. Su jefa respondió: "Tenías el conocimiento, pero no la imagen, y en relaciones públicas ésta es fundamental". Recuerda que tu imagen habla sobre ti.

La segunda historia es contundente. Una amiga nuestra acudió a una fiesta en una playa europea, que estaba llena de celebridades, modelos y gente importante. Esa noche, la mujer decidió llevar una túnica tipo hindú, pantalones de tubo y zapatos de piso. Se veía bien. Bonita. A secas. Nada sucedió. La noche siguiente se ofrecía otra fiesta para el mismo grupo de personas. Entonces se puso un vestido corto de coctel negro que resaltaba su figura. Además, unos zapatos altos le daban el toque sofisticado. La joyería era mínima y el maquillaje, discreto. Lucía impactante. Esa noche conoció al hombre de su vida: un guapo empresario que cayó perdidamente enamorado de ella. Lo curioso es que este hombre había estado también en la fiesta el día anterior y no se percató nunca de su existencia. Aunque esto puede sonar un poco a cuento de hadas, es absolutamente cierto.

Habrás oído muchas veces que para que alguien quiera abrir el paquete, éste debe ser atractivo. Tus cualidades internas y capacidades personales tienen valor en sí mismas: ya las cultivaste con educación, cultura y conocimiento. Sin embargo, hay que dar una buena presentación de todo eso que tienes. Vístete de profesional, de amante, de guapa o guapo. No sólo lo seas: muéstralo a todo el mundo.

Al final, solamente te decimos: si día a día debes vestirte, ¿por qué no hacerlo bien?

Un abrazo
Lucy y Antonio

BIBLIOGRAFÍA

Allen, Ted, Kyan Douglas, Thom Filicia, Carson Kressley y Jai Rodriguez. *Queer Eye for the Straight Guy. The Fab's Guide to Looking Better, Cooking Better, Dressing Better, Behaving Better, and Living Better*. Clarkson Potter Publishers. Nueva York, 2004.

Arbetter, Linda, editores de InStyle. *Secrets of Style. The Complete Guide to Dressing Your Best Every Day*. Time Inc. Home Entertainment. Nueva York, 2003.

Bonnell, Kimberly. *¿Qué me pongo? Un manual de estilo*. Ediciones Oniro. Barcelona, 1999.

Bridges, John y Bryan Curtis. *A Gentleman Gets Dress Up*. Thomas Nelson. Nashville, Tennessee, 2003.

Chávez, Brenda. *El libro rojo del estilo*. MR Ediciones. Madrid, 2009.

Estroff Marano, Hara. *Style Is Not a Size. Looking and Feeling Great in the Body You Have*. Bantam Books. Nueva York, 1991.

Farr, Kendall. *The Pocket Stylist*. Gotham Books. Nueva York, 2004.

Feldon, Leah. *Does This Make Me Look Fat? The Definitive Rules for Dressing Thin for Every Height, Size, and Shape*. Villard. Nueva York, 2000.

Flocker, Michael. *The Metrosexual Guide to Style. A Handbook for the Modern Man*. Da Capo Press. Cambridge, Massachusetts, 2003.

García, Nina. *El libro de la moda*. Rayo, Harper Collins Publications. Nueva York, 2008.

González de Cosío, Antonio. *El arte del shopping*. Océano. México, 2017.

Gunn, Tim y Kate Moloney. *A Guide to Quality, Taste & Style*. Abrams. Nueva York, 2007.

Head, Edith con Joe Hyams. *How to Dress for Success*. V&A Publishing. Londres, 2009.

Kerr, Hillary y Katherine Power. *Who, What, Wear. Celebrity and Runaway Style for Real Life*. Abrams Image. Nueva York, 2009.

Kinsel, Brenda. *40 over 40. 40 Things Every Woman Over 40 Needs to Know About Getting Dressed*. Wildcat Canyon Press. Berkeley, California, 1999.

Klensch, Elsa. *Style*. Perigee Books. Nueva York, 1995.

Lannelongue, Marie-Pierre. *Los secretos de la moda al descubierto*. Gustavo Gili. Barcelona, 2008.

Levene, Malcolm & Kate Mayfield. *10 Steps to Fashion Freedom. Discover Your Personal Style from the Inside Out*. Crown Publishers. Nueva York, 2001.

Lurie, Alison. *El lenguaje de la moda: una interpretación de las formas de vestir*. Paidós Contextos. Barcelona, 2a. edición, 1994.

MacDonell Smith, Nancy. *The Classic Ten. The True Story of the Little Black Dress and Nine Other Fashion Favorites*. Penguin Books. Nueva York. 2003.

Martin, Jill y Pierre A. Lehu. *Fashion for Dummies*. Wiley. Hoboken, Nueva Jersey, 2010.

Mason Mathis, Carla y Helen Villa Connor. *The Triumph of Individual Style. A Guide to Dressing Your Body, Your Beauty, Your Self.* Timeless Editions. Cali, Colombia. 1994.

Mizrahi, Issac. *How to Have Style.* Gotham Books. Nueva York, 2008.

Olivé, Elisabet y Montse Guals. *¿Qué me pongo? La solución definitiva para transformar y mejorar tu imagen.* Libros Cúpula. Barcelona, 3a. edición, 2009.

Omelianuk, Scott y Ted Allen. *Esquire's Things a Man Should Know About Style.* Riverhead Books. Nueva York, 1999.

Scheffer, Dorothy. *What is Beauty. New Definitions from the Fashion Vanguard.* Universe Publishing. Nueva York, 1997.

Tartarotti, Margaux. *The Fine Art of Dressing. Make Yourself a Masterpiece by Dressing for Your Body Type.* The Perigee Book by The Berkley Publishing Group. Nueva York, 2000.

Woodward, Sophie. *Why Women Wear What They Wear.* Berg Publishers. Reino Unido, 2007.

GLOSARIO

Blanco de invierno (off-white): un blanco con tonalidad ligeramente beige.

Bostonianos (zapatos): zapatos de hombre con agujetas y perforaciones simuladas alrededor de un antifaz.

Caqui (pantalón): es de lona o gabardina de algodón.

Cárdigan: suéter abierto con botones al frente.

Cashmere: lana obtenida de una cabra del mismo nombre.

Casual: lo contrario de formal.

Casual (saco): una chaqueta relajada, ideal para llevarse con jeans.

Cargo (pantalón): simula los pantalones militares, por lo que tiene múltiples bolsillos.

Chaqué: chaqueta de vestir masculina parecida a la levita, cuyos faldones se van estrechando hacia atrás desde la cintura.

Coordinado: se dice de dos prendas que fueron diseñadas para llevarse juntas.

Croché: tejido elaborado a gancho.

Derby: zapato bajo tipo deportivo, con cordones. También conocido como Oxford y *brogues*.

Derrière: trasero.

Esmoquin creativo: el *tuxedo* que está diseñado con una silueta diferente o cuyo material no es el tradicional.

Falda lápiz: es recta, muy ceñida.

Fular: pañuelo para el cuello.

Halter: escote que sube con tirantes que vienen del frente de la prenda y se amarran en el cuello, dejando la espalda descubierta.

Hippie (estilo): modo de vestir relacionado con los años sesenta del siglo XX, en el que imperaba el estilo bohemio y hasta desaliñado.

Hogan: marca de tenis.

Jeans: pantalones de mezclilla, también llamados vaqueros.

Mensajera (bolsa): es plana y se lleva con la correa cruzada por un hombro.

Metrosexual: un hombre interesado en su imagen y su físico.

Mezclilla parda: tela que ha recibido un tratamiento para lucir ligeramente sucia.

Mocasines: zapatos de hombre con antifaz en el empeine.

Moda urbana o street wear: la ropa que se lleva en las grandes ciudades, como los jeans, las camisetas y botas.

Náutico (estilo): inspirado en los marineros. Se utiliza la combinación del beige, blanco y marino, así como las rayas.

Oxford (zapatos): ver *Derby*.

Parka: abrigo de los esquimales.

Pashmina: bufanda o chal elaborados con el pelo de *cashmere*.

Pitillo (pantalones): que son angostos en las piernas.

Polo: playera con cuello y una abertura que se abrocha, al frente, con dos botones.

Prendas in: las que están de moda.

Pulóver: suéter cerrado sin botonadura alguna, por lo cual debe jalarse hacia abajo.

Ramie: fibra natural que tiene una apariencia lustrosa.

Rayón: fibra celulósica a la que pueden darle diferentes acabados para parecer seda o algodón.

Sastreado: prendas que requieren muchas piezas para armarse perfectamente, como los sacos o abrigos.

Satén: tela brillante que se utiliza esencialmente para vestidos de fiesta y lencería.

Seda salvaje: fibra que procede de insectos que viven en estado salvaje.

Shopping bag (bolsa): bolsa con asas como las que se usan cuando uno va de compras.

Sport (estilo): manera de vestir casual.

Sport (saco): un saco de paño o algodón con una apariencia más relajada, ideal para llevarse con pantalones de mezclilla.

Tenis: zapatos de tela o piel con suela de goma que originalmente se usaban para hacer ejercicio y ahora se han integrado al guardarropa casual.

Tote (bolsa): bolsa grande con asas.

Traje poderoso (power suit): el término se usó principalmente en los años ochenta, cuando la mujer se incorporó al mundo ejecutivo y utilizó un traje de dos piezas para tratar de emular a sus colegas del sexo opuesto y no destacar sus rasgos femeninos.

Tweed: tejido de lana cardada con aspecto rústico, pero suave al tacto.

Twin set: un coordinado de dos suéteres para usarse juntos, uno de ellos es cerrado y el otro lleva botones.

Vintage: antiguo.

AGRADECIMIENTOS

Este proyecto, que sonaba titánico y casi imposible de realizar en un principio, contó con el incondicional apoyo y la complicidad de varias personas, a quienes queremos expresar nuestro más profundo agradecimiento.

En primer lugar, manifestamos nuestra gratitud a Rogelio Villarreal, de Editorial Océano, quien creyó en *El poder de la ropa* desde el primer momento. También damos las gracias a Guadalupe Ordaz, Pablo Martínez Lozada y Rosie Martínez.

Querido Bogart Tirado: gracias por compartir tu talento una vez más con nosotros y darle imagen a *El poder de la ropa*. A Gregorio Martínez por unificar nuestras voces con su talento editorial.

A un amigo de toda la vida, quien ha estado con nosotros en las duras y en las maduras y que en esta ocasión nos honró con el prólogo de la primera edición: Fernando Toledo.

A Daniel Espinosa, un diseñador de joyas y empresario admirable, pero además gran amigo, le agradecemos el fantástico prólogo que escribió para esta nueva edición de *El poder de la ropa*.

Al trío de dinámicas, guapas y talentosas publirrelacionistas que movieron mar y cielo para conseguir las entrevistas con los superdiseñadores que figuran en este libro: Brenda Díaz de la Vega, de Chanel; Mónica Ramírez, de Carolina Herrera, y Purificación García, así como a Huguette Cervantes, de Narciso Rodríguez.

A los diseñadores, por supuesto, que aceptaron dar su voz para este libro, con lo que manifestaron su fe en la obra.

Por último, pero no por ello menos importante, a ustedes, los lectores. Porque sin ser leídas, las páginas de un libro son sólo papel y tinta. Gracias, desde lo más profundo de nuestro ser.

Lucy y Antonio

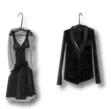

Esta obra se imprimió y encuadernó
en el mes de octubre de 2021, en los talleres
de Egedsa, que se localizan en
la calle Roís de Corella, 12-16, nave 1,
C.P. 08205, Sabadell (España).